電磁波による健康被害

加藤やすこ 著

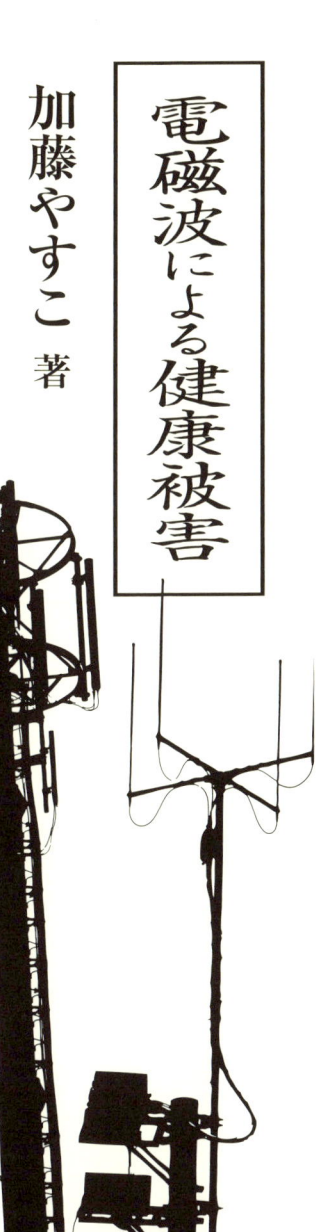

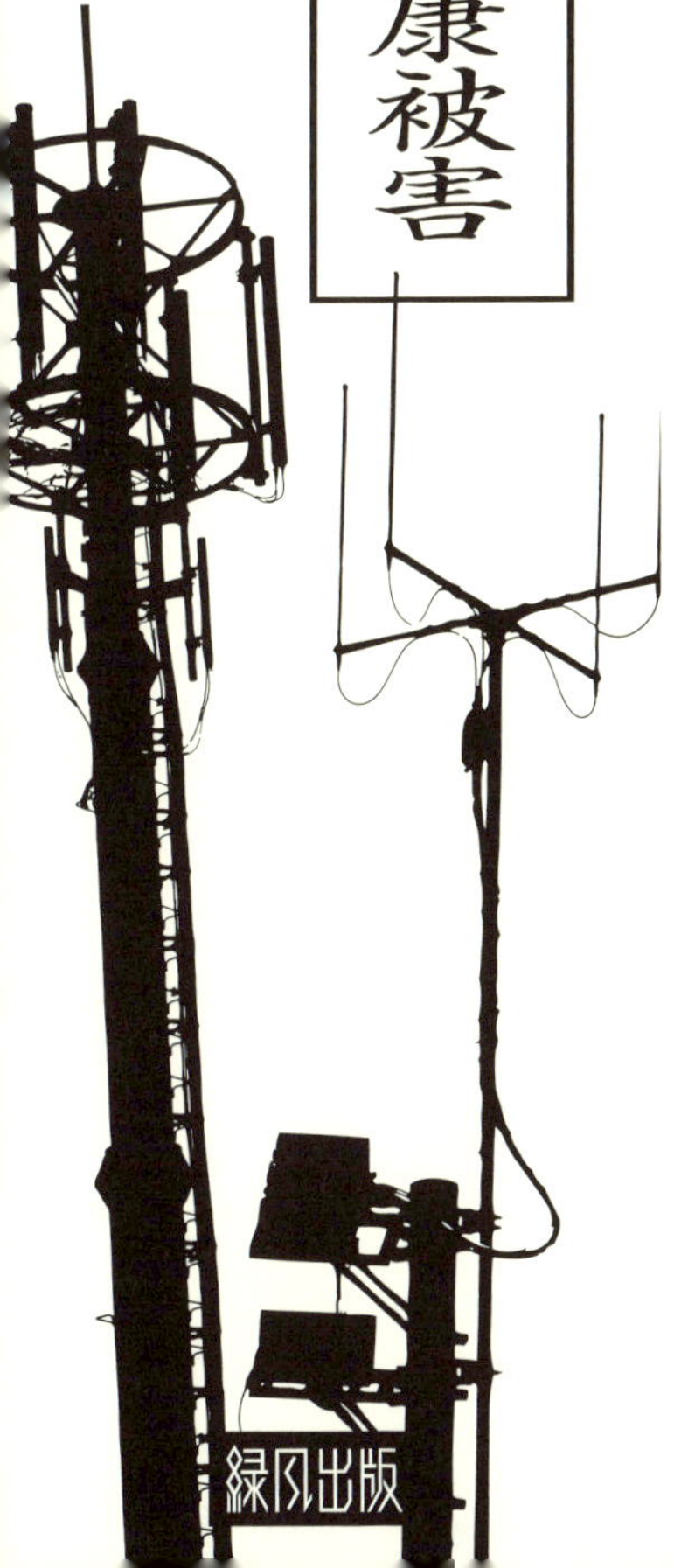

緑風出版

目　次

電磁波による健康被害

第二章　声を上げる被害者たち

第八章　企業利益より健康と子どもたちの未来を……………163

はじめに・電磁波についての簡単な説明

携帯電話やスマートフォンの普及に伴い、私たちの周りでは無線周波数電磁波が急速に増えています。無線周波数電磁波とは、携帯電話や無線LANなどの無線通信やテレビ、ラジオ、レーダーなどに使われる周波数帯の電磁波です。

この本では、急増している無線周波数電磁波と電磁波過敏症などの健康問題、国内外の反対運動や裁判、各国の動向などを紹介していきます。

電磁波について

私たちの身の回りには電磁波があふれています。電磁波は光の仲間で、電場と磁場をつくりながら、光の早さで進みます（図1）。

たとえば、照明や家電製品を動かす電気は、発電所から高圧送電線、変電所、六六〇〇ボルト送電線などを経て、家庭に届きます。これらの送電線や屋内の室内配線からは、低周波磁場が発生しています。

送電線などから発生する電磁波は、東日本では五〇ヘルツ（Hz）、西日本では六〇Hzです。ヘルツとは一秒間に振動する数を示し、五〇Hzなら一秒間に五〇回、六〇ヘルツなら六〇回振動します。この振動する回数を「周波数」といいます。

携帯電話などでは、もっと周波数の高い二ギガヘルツ（GHz）帯の電磁波が使われますが、ギガとは一〇億を示すので、一秒間に二〇億回振動することになります。

周波数が高くなるほど、「波長」が短くなります。波長とは振動する波一つ分の大きさを示します。電磁波は光と同じ早さで進む（三〇万km／秒）ので、周波数で三〇万kmを割ると波長が計算できます。たとえば、周波数五〇Hzの低周波磁場の波長は六〇〇〇kmで、二GHz（二〇億Hz）の携帯電話電磁波の波長は一五cmになります。

図2は、「電磁波の種類」を示しており、図の左側に行くほど周波数が低く、波長も長くなり、右側へ行くほど周波数は高く、波長も短くなります。右側ほどエネルギーも強くなり、紫外線から右側は「電離放射線」といい、左側は「非電離放射線」といいます。

電磁波の規制

電離放射線とは、電子を分離させるほど強いエネルギーを持っているので、ＤＮＡを傷つけガンを引き起こす可能性がある、と考えられています。昔は、非電離放射線はガンを起こすほど強いエネルギーを持っていないと考えられてきましたが、最近では非電離放射線でもＤＮＡを傷つけ、ガンを引き起こすという研究が増えています。

そのため、現在、国によって電磁波の規制値は大きく異なっています。無線周波数電磁波などの

図1　電磁波の電場と磁場

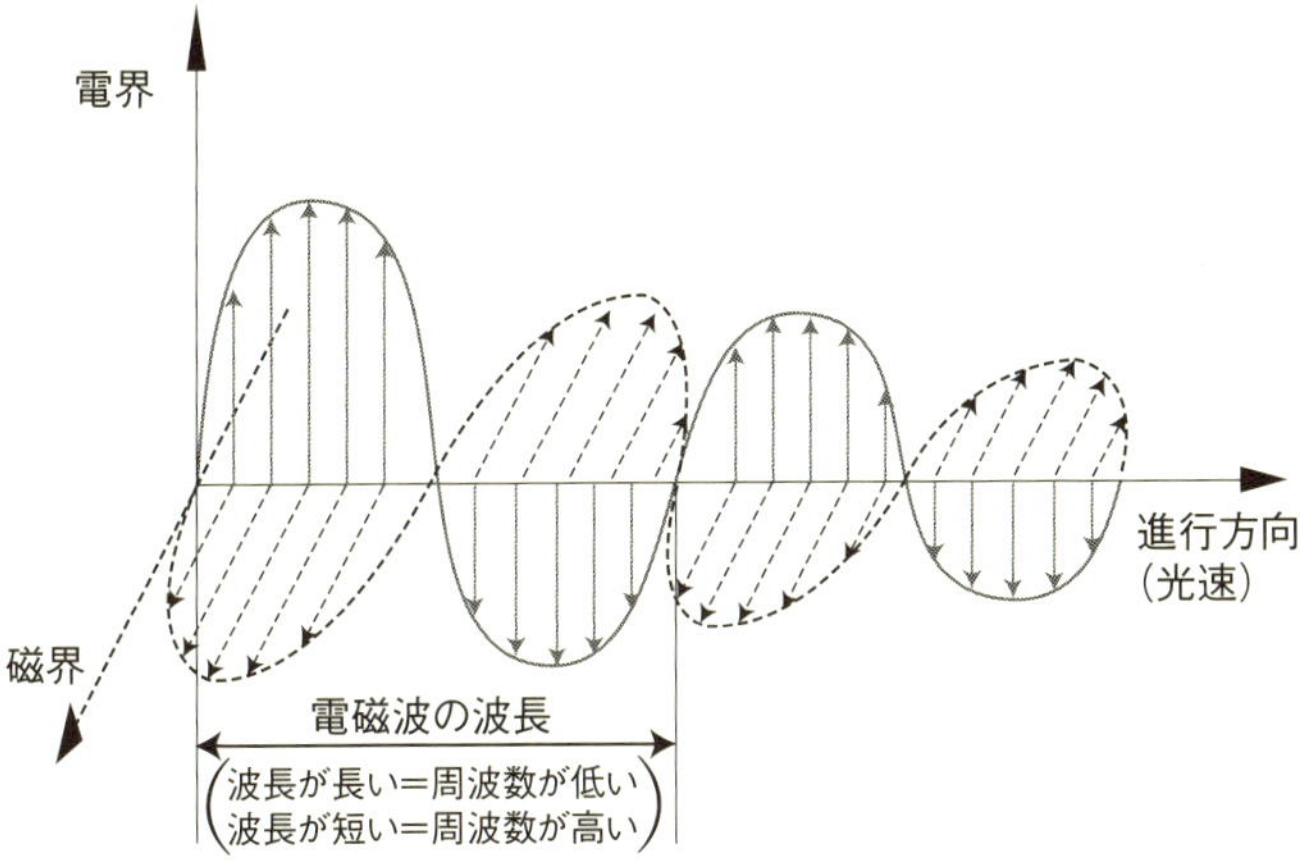

出典：総務省『携帯電話端末と私たちの暮らし』

図2　電磁波の種類

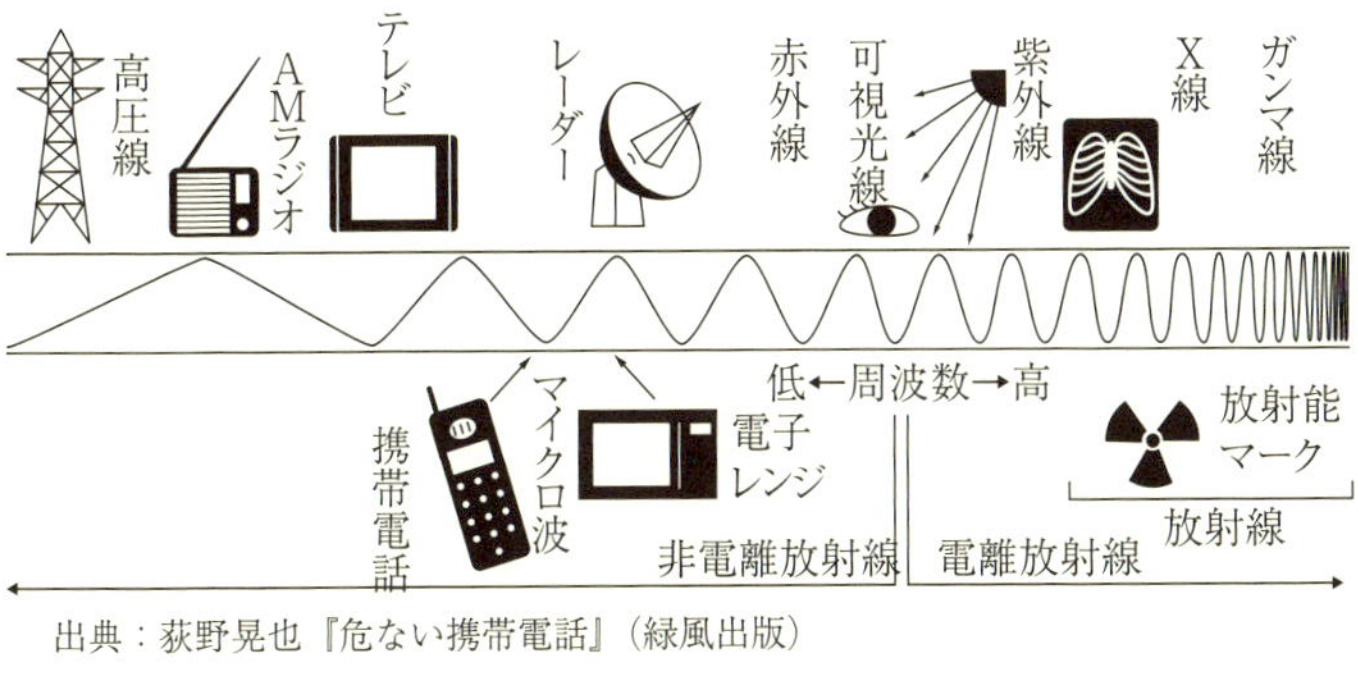

出典：荻野晃也『危ない携帯電話』（緑風出版）

規制値は、電力密度（μW／㎠）または電場（V／m）で示します。

携帯電話などで良く使われる九〇〇MHz帯については、日本やアメリカは六〇〇μW／㎠、欧州連合（EU）や国際非電離放射線防護委員会（ICNIRP）のガイドラインは四五〇μW／㎠が上限です。しかし、ロシアやポーランドは一〇μW／㎠、ウクライナは二・五μW／㎠ですし、オーストリア医師会は最大値で〇・〇〇〇一μW／㎠以下を正常値としています（表1参照）。

EU加盟国の中でも、国際ガイドラインやEUの基準は「時代遅れだ」として、独自の規制を目指す動きが出ており、オーストリアのザルツブルク州では屋外で〇・〇〇一μW／㎠、屋内で〇・〇〇〇一μW／㎠としています。ちなみに、オーストリア政府はICNIRPのガイドラインに準じています。このように国や自治体によって、独自の法規制や勧告値が出されているのが現状です（第八章参照）。

ザルツブルク州勧告値やオーストリア医師会ガイドラインと比べると日本では一〇〇〇万倍の開きがあります。しかも、電磁波は一定ではなく、常に変動しており、日本の「電磁波防護指針」では六分間測定して、その平均値が一〇〇〇μW／㎠以下としているのに、オーストリア医師会では、最も電磁波が強いピーク（最大値）でも、〇・〇〇〇一μW／㎠を超えないことが「正常値」の条件です。

取り返しのつかない健康被害が発生する可能性がある場合、被害を防ぐよう、予防的対策を行なうべきです。すでに、電磁波過敏症発症者は日常生活に支障をきたすほどの苦境にあります。これ以上発症者が増えないように、早急に対策を取るべきです。本書がその一助になれば幸いです。

表1　オーストリア医師会のガイドライン

評価	無線周波数電力密度	低周波磁場
正常より遥かに高い	≧0.1μW/㎠	≧4mG
正常より高い	0.001～0.1μW/㎠	1～4mG
正常よりやや高い	0.0001～0.001μW/㎠	0.2～1mG
正常範囲内	≦0.0001μW/㎠	0.2mG

表2　電磁波の用語と単位

用語	単位
周波数	ヘルツ（Hz） 電磁波の波が1秒間に振動する回数
波長	cm、m、またはkm 電磁波の波一つ分の長さ。電磁波は光と同じ早さで進む（30万km／秒）ので、周波数で割ると波長が計算できる。30万km÷周波数＝波長
電場（電界）	V/m（ボルト／メートル） 1m当たりにかかる電圧
磁場（磁界）	T（テスラ）またはG（ガウス） 1T = 10,000G、1G = 1,000mG、1μT = 10mG
エネルギー吸収比（SAR）	W/kg（ワット／キログラム） 電磁波が生体組織に吸収される熱量。総務省の局所吸収指針では、周波数100kHzから3GHzの電磁波体について「全身平均SAR」値は、日本の場合、0.08W/kg、体の一部に吸収される「局所SAR」値は2W/kg、四肢については4W/kg（いずれも任意の組織10gあたり）。
電力密度	mW/㎠（ミリワット／平方センチメートル）またはμW/㎠（マイクロワット／平方センチメートル） 無線周波数電磁波の強さを示す単位。1㎠あたりに何μWの熱量が通過するのかを示す。

初出について

本書の原稿は、二〇一〇年一月から二〇一四年一二月にかけて月刊誌『建築ジャーナル』（企業組合建築ジャーナル発行）で連載したコラムと『週刊金曜日』（電話03―3221―8521）で掲載された原稿に加筆修正したものです。

『建築ジャーナル』では約九年間に渡って連載をさせていただき、前編集長の中村文美さんには大変お世話になりました。取材にご協力いただいた皆様にも、この場を借りてお礼を申しあげます。

『建築ジャーナル』で連載していた初期のコラムは『電磁波から家族を守る』（企業組合建築ジャーナル発行）として単行本化されています。連載コラムの一部は、『電磁波過敏症を治すには』（緑風出版）などに、追加取材を加えて収録したものもあります。

第一章　電磁波による健康影響

～電磁波過敏症からアルツハイマー病、乳ガン、自殺まで～

1　医学界も注目する電磁波過敏症の増加

「携帯電話で話した後、耳の周りが熱くなる」という相談を受けることが増えてきました。以前は、微量の電磁波に曝されただけでも頭痛や耳鳴り、不眠などの症状が現れている「電磁波過敏症（ＥＨＳ）」の方からの相談が多かったのですが、最近は一般の人にも体調変化が起きているようで、被害の拡大が心配です。

スウェーデンのハールベルク博士とオーストリアのオベルフェルド博士は、各国のＥＨＳの有病率の増加を分析し、「二〇一七年には人口の五〇％が電磁波過敏症を発症する」という予測を二〇〇六年に発表しましたが、ＥＨＳが花粉症のようにごく身近な病気になる日が近づいているのかもしれません。

カナダでは一〇〇万人以上が深刻な影響

医療関係者も、電磁波による健康被害を訴える人々の増加に注目しています。二〇一一年五月、カナダのウィメンズ・カレッジ・ホスピタルの環境衛生クリニックは、電磁波過敏症に関する医学的理解を深めるために、医師を対象にしたセミナーを開催しました。カナダでは、症状が現れるとまず家庭医に相談し、次に同大学の環境衛生クリニックのような専門医を紹介されます。同クリニックの医療ディレクター、リーナ・ブレイ博士は、「私たちはこの病気について、もっと認識を高める必要がある」と述べています。

セミナーで講演したトレント大学のマグダ・ハヴァス博士は、フランスやスペインでの携帯電話基地局周辺の疫学調査や、スイスで行なわれた電磁波過敏症の健康調査の結果を示し、基地局周辺で頭痛やめまい、不眠などの症状が起きていることを説明しました（http://www.magdahavas.com/womens-college-hospital-diagnoses-patients-with-electromagnetic-hypersensitivity/）。また、電磁波によって血糖値、脈拍などに変化が現れることを指摘し、ＥＨＳは精神的な疾患ではなく、身体的疾患であることを明確に示しました。

カナダ国内には電磁波によって深刻な影響を受けている人が三％、中程度の影響を受けている人が三五％いると考えられているそうです。カナダの人口は三三〇〇万人なので、深刻な影響を受けている人は約一〇〇万人、中程度の影響を受けている人は一二〇〇万人になる見込みです。

同様に日本でも人口の三％が深刻な影響を受けているとすれば、それだけで約三八〇万人になる計算です。

ハヴァス博士は、とくに影響を受けやすいのは、神経系に物理的なショックを受けたことがある人、殺虫剤などに含まれる化学物質や、環境中の電磁波、ダニなどの生物学的因子に曝露した人、免疫系が阻害されている人、高齢者、子ども、胎児だと説明しています。

また、原因である電磁波に対処することが重要だと訴え、免疫系を高めることやデトックス（体内毒素排出健康法）の重要性も指摘しています。

オーストリア医師会のガイドライン

欧州では二〇一二年三月に、オーストリア医師会が、電磁場による健康問題を診断・治療するためのガイドラインを発表しました。患者へ問診する際は、睡眠障害や頭痛などの症状、それらの症状が発生する時間や場所、携帯電話やコードレス電話の使用状況、携帯電話基地局など電磁波発生源の有無を確認するようアドバイスしています（左頁参照）。

また、EHSかどうかを確認するための検査項目をリストアップし、患者の生活環境での電磁波測定の方法と被曝値の目安も明記しました。無線周波数電磁場の正常値は〇・〇〇〇一μW／㎠（マイクロワット／平方センチメートル）、低周波磁場は〇・二mG（ミリガウス。〇・〇二μTに等しい）という厳しいものです。

総務省の電波防護指針では、携帯電話などで使われる二GHzの無線周波数電磁場に対して一〇〇〇μW／㎠、低周波磁場は二〇〇〇mG（二〇〇μT）なので、オーストリア医師会のガイドラインは日本よりも遥かに低いのです。

治療としては被曝をできるだけ減らすことや、免疫力を高めるために自律訓練法や漸進的筋弛緩《ぜんしんてききんしかん》法（いずれも身体に意識を向けてリラックスする方法）、ヨガ、呼吸テクニック、瞑想、太極拳、気功などを行なうこと、抗酸化物質の摂取などを勧めています。

日本政府は、「総務省の電波防護指針以下なら安全」と説明しているので、国内の有病率は調査されていませんが、早急に実態を把握し、発症者の救済と被害抑止対策をとるべきです。

Guideline of the Austrian Medical Association (ÖÄK) for the diagnosis and treatment of EMF-related health problems and illnesses (EMF syndrome)

Consensus paper of the Austrian Medical Association's EMF Working Group (ÖÄK AG-EMF)

Adopted at the meeting of environmental medicine officers of the Regional Medical Association´s and the Austrian Medical Association on 3rd March 2012 in Vienna.

Introduction

There has been a sharp rise in unspecific, often stress-associated health problems that increasingly present physicians with the challenge of complex differential diagnosis. A cause that has been accorded little attention so far is increasing electrosmog exposure at home, at work and during leisure activities, occurring in addition to chronic stress in personal and working life. It correlates with an overall situation of chronic stress that can lead to burnout.

How can physicians respond to this development?

The Austrian Medical Association has developed a guideline for differential diagnosis and potential treatment of unspecific stress-related health problems associated with electrosmog. Its core element is a patient questionnaire consisting of a general assessment of stress symptoms and a specific assessment of electrosmog exposure.

The guideline is intended as an aid in diagnosing and treating EMF-related health problems.

Background

Many people are increasingly exposed, to various degrees, to a combination of low and high frequency electric fields (EF), magnetic fields (MF) and electromagnetic fields (EMF) of different signal patterns, intensities and technical applications for varying periods of time, colloquially referred to as electrosmog.

Physicians are often confronted with unspecific complaints without clearly identifiable causes (Huss and Röösli 2006). It has been suspected that environmental conditions such as increasing exposure of the population to radio waves, emanating e.g. from cordless phones, mobile phone base stations, cell phones, GPRS, UMTS, data cards for laptop and notebook computers and wireless LAN (WLAN), but also exposure to electric and magnetic fields emanating from power lines, devices and equipment, may play a causal role (Blake Levitt and Lai 2010). For the medical profession, this raises new challenges in diagnosis and treatment. A central issue for

オーストリア医師会が発表したガイドライン。訳文はhttp://homepage3.nifty.com/vocemf/からダウンロードできます。

2　日本とフィンランドの調査から見えるもの

日本では、電磁波過敏症（ＥＨＳ）の有病率は不明のままですが、スイスでは五％、スウェーデンでは九％と報告され、台湾では一三・三％です（J. Formos. Med. Assoc, 2011 ;vol.110,No.10:634-41.）。なお、二〇〇三年に発表されたカリフォルニア州（アメリカ）の調査では有病率が三・二％で、アジア系の人の発症リスクが四・四八倍高いことが指摘されていました（Environ. Health. Perspect, 2002,vol.110, No.4:619-23）。人種によって発症しやすさが変わる可能性があるのなら、同じアジア圏である日本でも、早急に調査する必要があります。

日本とフィンランドの類似点

一方、発症者の年代や症状、症状を引き起こすと思われる電磁波発生源については、共通した傾向も見られます。二〇〇九年に日本で筆者らが行なったアンケート調査では、有効回答は七五通と少なかったのですが、平均年齢は五一・二歳（Pathopysiology,2012：19［2］95-100）、二〇一三年四月に発表されたフィンランドの調査では有効回答一九四通で、平均年齢は五五・四歳でした（Pathophysiology,2013：20［2］117-22）。日本もフィンランドも四〇〜六〇代の発症者が多いことがわかりました。また、どちらの調査も女性の発症者が大半を占め、日本は九四・七％、フィンランドは八〇・九％でした。

日本の調査では七六・〇％が化学物質過敏症を併発し、フィンランドの調査では発症前に何らかのアレルギーを持っていた人が三五・一％いました。化学物質過敏症発症者も食物アレルギーや花粉症等のアレルギーを併発していることが多いので、アレルギーのある人は電磁波の影響も受けやすいのかもしれません。

主な症状と反応する電磁波発生源

日本でもフィンランドでも頭痛、疲労・倦怠感、集中困難、睡眠障害などの神経症状が多いことがわかりました。また発症の引き金になったと思われる電磁波発生源については、日本では携帯電話やＰＨＳの基地局が三七・三％で、第二位のパソコン（二〇％）の一・八倍も多く、発症後は家電を含め多様な発生源に反応していることがわかりました。フィンランドで最も多かったのはパソコンが五〇・八％、携帯電話が四七・〇％で、基地局は七・〇％だけでした。しかし、発症後に症状を起こす発生源として基地局をあげた人はフィンランドでも四二・三％と大きく増えます。日本の場合、送電線を発症原因としたのは六・七％でしたが、六〇・〇％が日常的に症状を引き起こす発生源としてあげています。最初の引き金が何であれ、化学物質過敏症のように、一度発症すると多様な発生源に反応して行く傾向があるのかもしれません。

ＥＨＳは「気のせい」ではない

かつての電磁波過敏症のアンケート調査では、有病率に焦点を当てたものが多かったのですが、日本とフィンランドの調査では、発症者の実態と、有効だと思った治療法の調査にも目を向けている

表３　フィンランドの調査で電磁波過敏症発症者が実施した治療と発症者自身によって評価された有効性　（%）

	治療の種類	
1	食事の変化	69.4
2	栄養補助	67.8
3	指圧	64.3
4	トラディショナル・ボーン・セッティング	63.0
5	身体的運動の増加	61.6
6	歯のアマルガムの除去	55.3
7	カイロプラクティック／ナプラパシー／オステオパシー	48.1
8	リフレクソロジー	45.9
9	ビタミンB12注入	45.5
10	ホメオパシー	44.4
11	鍼	40.8
12	理学療法	27.4
13	精神療法	2.6
14	日光浴療法	0.0
15	投薬量法	△4.2

出典：M.Hagström ら Pathophysiology,2013：20［2］117-22

点が共通しています。症状を緩和するために補完代替医療を利用した人は日本では七二％、フィンランドでは七九・三％に達しました。日本でもフィンランドでも主に利用されたのは、食事療法、栄養補助（サプリメント摂取）、運動などで、大半の人が電磁波対策も実施しました。

世界保健機構（ＷＨＯ）は、被曝削減ではなく心理学的な側面へのケアを行なうよう示し、フィンランドでは公的な治療方針として精神療法（カウンセリングなど、心理的側面から精神疾患を治療する方法）が推奨されています。しかし、フィンランドの調査で発症者が感じた有効性を確認すると、精神療法の効果は二・六％、投薬はマイナス四・二％と評価が低く（表３）、「公的に推奨される精神療法治療は有効ではなかった」、「電磁波や電磁場の回避は発症者の症状の除去や減少に有効だった」と結論しています。

新しい病気でメカニズムが不明なものは「気のせい」と扱われることが多く、企業の巨額の利益が絡む場合は、特にその傾向が顕著になります。「気のせい」と断定する前に、発症者の声に耳を傾け実態を把握し、必要な治療を探る姿勢が求められます。

3　急がれる診断方法の確立

水俣病は一九五〇年代に注目を浴びるようになりましたが、当初は風土病と言われ、工場から排出されるメチル水銀が原因だと国が認めたのは一九六八年になってからです。タバコの発ガン性が認められるには四〇年以上かかっています。

電磁波過敏症（EHS）は新しい病気で、電磁場被曝との因果関係はまだ公的に認められていません。ノルウェーとイギリスで一九七〇年代後半にVDT（コンピューターのビデオディスプレイ端末）作業に従事する労働者に皮膚症状が報告され、一九八〇年代後半になって、スウェーデンやアメリカでEHSの症例報告が発表されるようになりました。一九九〇年代中頃から、携帯電話を使っている人に体調不良が起きるケースが増え始めました。

適切なリスク評価が重要

EHSの研究で世界的に有名なカロリンスカ研究所（スウェーデン）のオーレ・ヨハンソン博士は、新しい技術のリスクについて、次のように述べています。

「今日では、数字が輝く放射能腕時計をすることや（一九五〇年代にしたように）、強いX線機械で子どもの靴を合わせることや（一九四〇年代にしたように）、机のオープン・トレイにラジウムを置くことや（科学者が一九三〇年代にしたように）、ガーデンパーティでお互いにX線をとることを（物理学者が一九二〇年代にしたように）、誰も考えつかないだろう」。

「それはもちろん、まさに狂気の沙汰だ。しかし、人々はそのようにしてきたし、目新しい道具を売ることは、嘘を教えることや知性の欠如では全くない。正当なリスク分析行動を、本当の社会的必要性に対応する分析と結びつけたように、当時の知識は単に不足していただけだ」（バイオイニシアティブ報告二〇〇七年版セクション8、訳文：http://homepage3.nifty.com/vocemf/Resources/8.pdf）

ＬＥＤ照明も当初は省エネ性が注目されましたが、後に、ブルーライトが網膜を炎症させたり、概日リズムを乱して生体のバランスが崩れることが指摘されるようになりました。

新しい技術は常に未知のリスクを含んでいます。科学技術の発展は望ましいことですが、被害を訴える人が現れた場合、その声を誠実に受け止め、リスクを適切に評価することが、将来の被害を減らすことにつながります。目先の利益にとらわれて「因果関係はない、精神的なもの」と判断することは、将来の賠償責任を大きくするだけです。

電磁波過敏症を判別するには

残念なことに、「電磁波過敏症（ＥＨＳ）は現実の症状ではなく、精神的なものだ」という見解が未だに残っていますが、アーヘン大学（ドイツ）のアンドレアス・トゥエングラー博士らは、心拍率変動と毛細管血流、皮膚電位を同時に記録することで、電磁波過敏症かそうでないかを識別できる、という仮説を二〇一三年に発表しました。

トゥエングラー博士らは、電磁波による影響は、その人の体質や元々持っている病気、被曝期間や被曝した電磁波の種類、過去の被曝状況によって変わることを指摘しています。

ベルン大学（スイス）のフス博士らは、EHSだと訴える人たちのなかで電磁場被曝と症状の関連性が疑われたのは三二％だった、と報告しています。しかし、トゥエングラー博士らは、上記研究で被曝との関連性が認められなかった六八％は、実際には、EHS以外の状態や、そのような症状を引き起こす心理学的状態に苦しんでいる可能性がある、と考えています。

もしも、「自分は電磁波過敏症だ」と考えている人の中に過敏症以外の病気の人が大勢入っているなら、「（被験者を被曝させる）誘発研究が、症状と被曝の間に何の関連性も見つけられなかったのは、驚くにあたらない。必要なのは、この種の過敏症を他の種類の状態から識別するための、『本物の』EHSを判定する方法だ」といいます。

そこで、「自分は電磁波過敏症だ」と報告してきた人たちの中には、電磁場へ被曝した後に症状が現れる人と、別な状態を抱えた人がいると仮定し、心拍率変動と毛細管血流、皮膚電位の変化を同時に測定することにしました。すると、「『本物の』EHS発症者には、一貫した変化のパターンがみられた」のです。

心拍率変動は、生命調整に関わる重要な指標です。人間の心拍数は一分間に五〇～七〇回程度なのですが、カナダのマグダ・ハヴァス博士の研究では、被曝中に心拍率が二倍以上に増える発症者がいる、と報告しています。トゥエングラー博士らの実験でも、被曝中に心拍率が大きく変化することが確認されました。

心電図は、ストレスが無い状態だと高調波が少なく、規則的な振幅を繰り返しますが、ストレスを受けている状態（電磁場被曝中）では、図４上段のように高調波が増えます。

皮膚電位は、ストレスの無い状態だと図３中段のように、細い幅で振幅を繰り返しますが、ストレスをかけた状態（電磁場被曝）では、電位差は、より小さく、少なくなっていき、極端なストレス状態ではゼロになってしまいました。

毛細管血流は自律神経の活動を示す指標ですが、ＥＨＳの人は被曝前と被曝中、被曝後で大きく変化しました。一方、健康な人は、被曝していない時も被曝中も、心拍率変動や皮膚電位、毛細管血流が変化しませんでしたが、「本物の」ＥＨＳの人は被曝直後だけでなくその後しばらくの間、変化が続いた、とトゥエングラー博士らは述べています。

検査方法が確立されれば、症状と被曝の因果関係も立証されますし、ＥＨＳではないのに発症していると思い込んでいる人を救済することにつながるでしょう。

4　アルツハイマー病増加の陰に電磁波？

二〇一二年八月、厚生労働省は、日常生活に支障を来たし、誰かの注意が必要なレベルの認知症

図3　健康な人のパターン

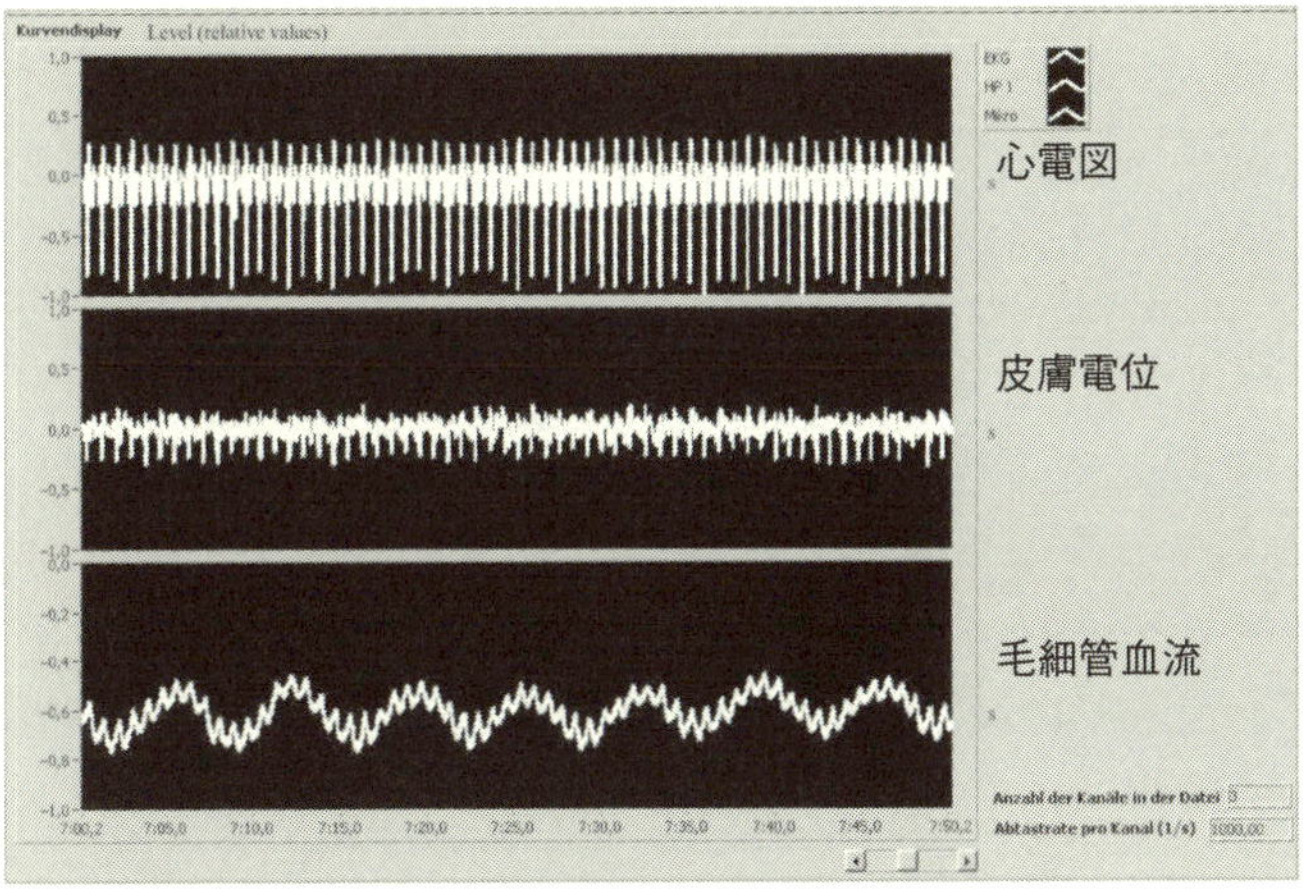

図4　病的状態を示すパターン

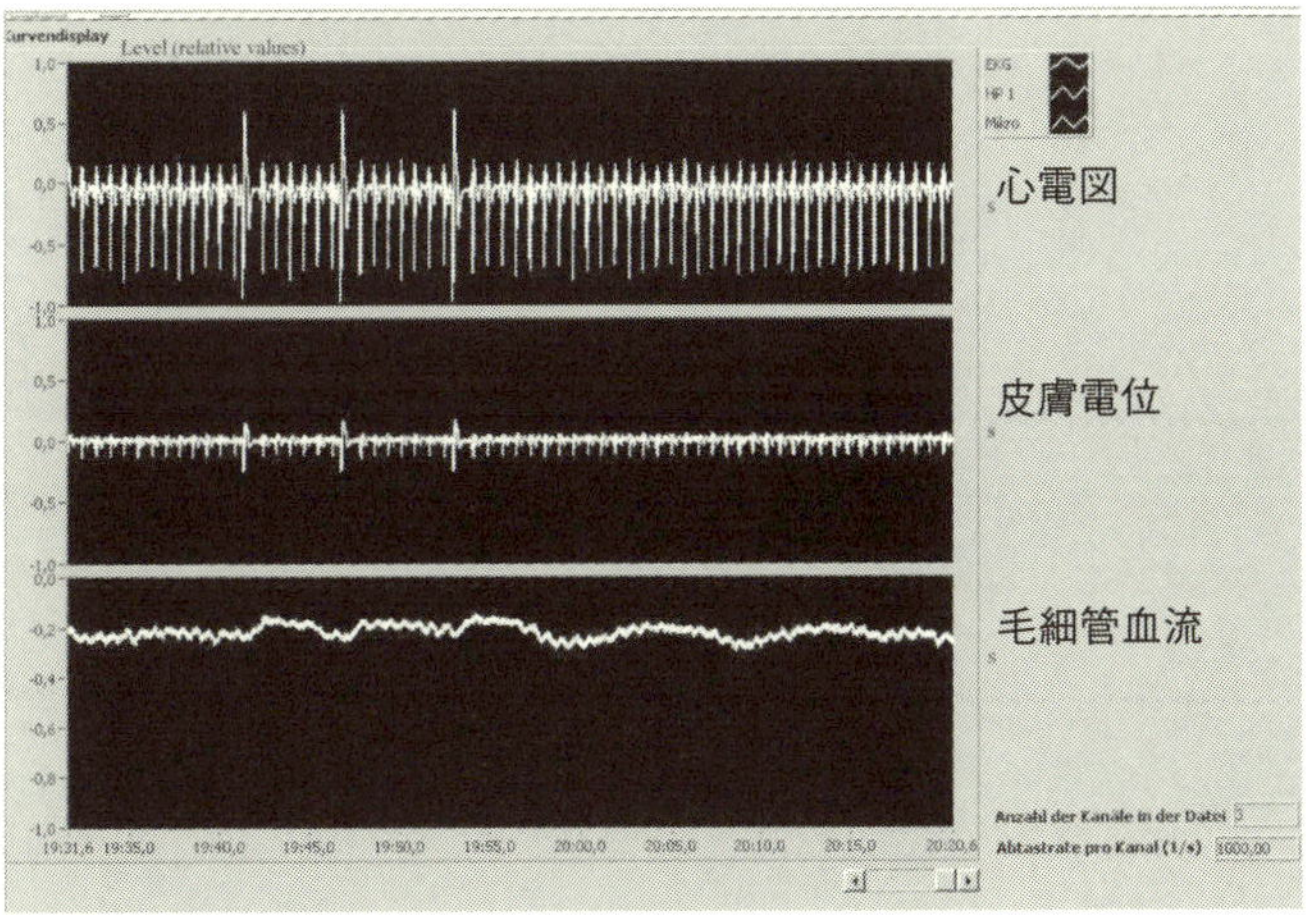

出典：Electromagnetic Biology and Medicine,2013:32(3):281-290

患者は国内に推計で約三〇五万人いると発表しました。これは六五歳以上の人口の約一〇%で、二〇二五年には四七〇万人（一二・八%）に達する見込みです。世界保健機関（WHO）によると、認知症の患者は世界で三五六〇万人おり、治療と介護のために年間六〇四億ドル（七兆一四八〇億円）の経費がかかっています。患者は今後も増え続け、二〇三〇年には現在の二倍の六五七〇万人に、二〇五〇年には三倍の一億一五四〇万人になると予測しています。

電磁波被曝でアルツハイマー病に

認知症の原因で最も多いのは、神経細胞がゆっくりと死んでいくアルツハイマー病などの神経変成疾患で、次に多いのが、脳梗塞や脳出血によって酸素や栄養が神経細胞に届かなくなって細胞が損傷・死滅する脳血管性認知症です。

アルツハイマー病のリスクを高める一因として飲食物から摂取されたアルミニウムがあることはよく知られていますが、電磁場被曝との関連性を指摘する研究も多数あります。

例えば、スウェーデンの調査では〇・五μT（マイクロテスラ、磁場の強さを示す単位。五mG［ミリガウス］と等しい）以上の磁場に被曝した男性労働者はアルツハイマー病で死亡するリスクが二・三倍で、若年性アルツハイマー病のリスクが顕著に高くなると報告されています。アルツハイマー病患者の脳にはアミロイドベータというタンパク質が多いことがわかっていますが、電磁場へ被曝してもこの物質が増えます。

また、メラトニンというホルモンは、神経細胞の損傷を守ってくれるのですが、電磁場被曝はメラトニンを減らすので神経細胞死が増え、アルツハイマー病のリスクを高める可能性があります。

携帯電話電磁波で脳細胞に影響が

携帯電話電磁波が脳に与える影響を調べるため、アテネ大学（ギリシャ）のアダマンティア・F・フラゴポウロウ博士らは、マウスを全身被曝させ、脳内の細胞のタンパク質の変化を調べました（Electromagn Biol Med. 2012,1-25）。

その結果、現在の国際的なガイドライン以下のごく弱いレベルでも、一四三種のタンパク質発現で有意な変化が起きることがわかりました。

実験では、六匹のマウスを入れたケージの下に携帯電話（周波数九〇〇MHz）を置いて、一日三時間、八カ月間、被曝させました。一日三時間という被曝時間は、活発に携帯電話を使う人の典型的な使用時間を考慮して選んだそうです。また、別なマウス六匹をデジタル式コードレス電話の親機から発生する電磁波（周波数一八八〇～一九〇〇MHz）へ、一日八時間、八カ月間被曝させました。「八時間」というのは、職場や家庭での一日あたりの被曝時間を考慮しています。

携帯電話と親機から発生する電場をもとにエネルギー吸収比（SAR、生体に吸収されるエネルギー量）値を計算すると、携帯電話は〇・一七～〇・三七W／kg、コードレス電話の親機は〇・〇一二～〇・〇二八W／kgでした。国際非電離放射線防護委員会（ICNIRP）のガイドラインでは、頭部について二W／kgですが、マウスが被曝したのはその〇・六～一八・五％にすぎません。

被曝期間終了後、小脳（運動にかかわる）と前頭葉（感情や長期記憶にかかわる）、海馬（短期記憶にか

図５　電磁波被曝によるタンパク質の変化

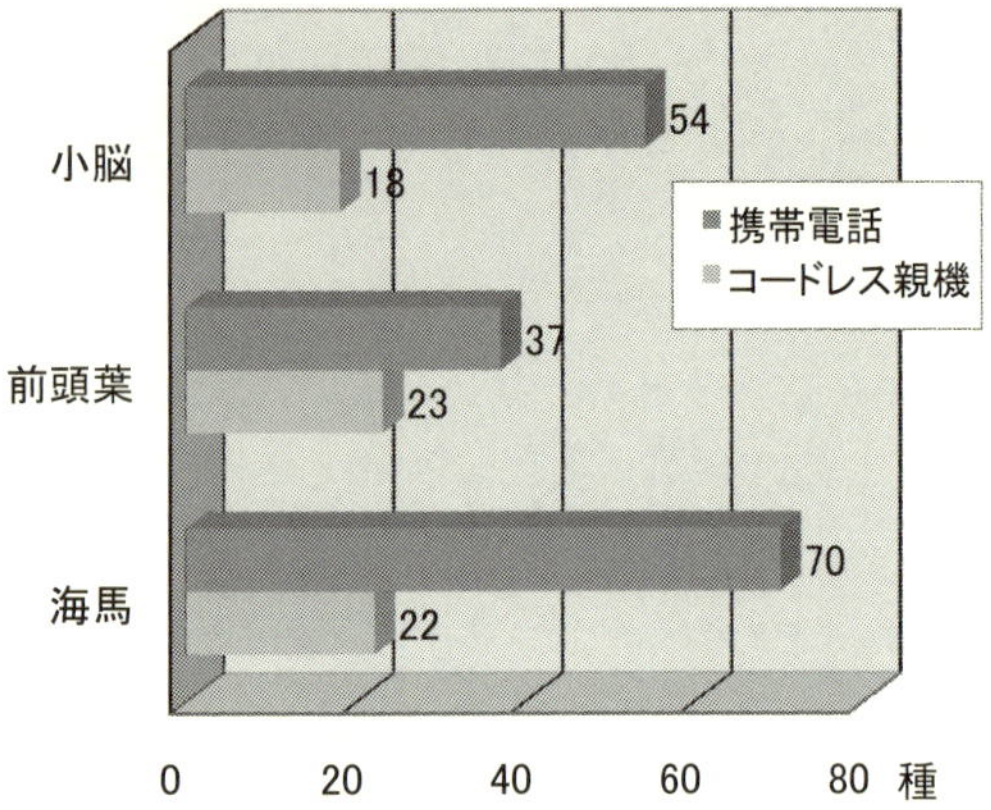

参考：Electromagn Biol Med. 2012,1-25

かわる）でタンパク質発現の変化を分析すると、最も影響が大きかったのは海馬で、携帯電話への被曝で七〇種、コードレス電話親機への被曝で二二種のタンパク質が変化しました（図5）。

携帯電話被曝群は、被曝時間は短いけれどもＳＡＲ値が親機より高いので、影響が大きいと推測されています。

フラゴポウロウ博士らは、電磁波被爆によって活性酸素が増え細胞の酸化が進むことや、細胞のイオンチャンネル（細胞膜にあるタンパク質の一種。イオンの流出入や膜電位の変化に関わる）の働きが妨げられて細胞膜の浸透性が変化するなどの一連の過程を経てタンパク質の変化が起きる可能性を示唆しました。被曝による健康影響として、アルツハイマー病などの神経変成疾患のほかに、頭痛、睡眠障害、記憶障害、脳腫瘍が報告されていますが、これらの病気が発生するメカニズムを説明するものかもしれない、とフラゴポウロウ博士らは述べています。

健康に長生きするためにも、電磁波被爆を避けたほうがよさそうです。

5　ブラジャーに携帯電話を入れ乳ガンに

アメリカではブラジャーに携帯電話を入れる女性が多く、最近では携帯電話用のポケットのあるブラジャーまで販売されているそうです。二〇一三年九月、外科医のジョーン・ウェストさんらが、携帯電話をブラジャーに入れていて乳ガンを発症した患者の症例を発表すると、大きな反響を呼び、全米の各メディアがこの問題を取り上げました（Case Reports in Medicine, 2013)。

四人の症例

ウェスト医師らが報告した乳ガンの患者は二一〜三九歳の女性で、一日に数時間から一〇時間、携帯電話をブラジャーに入れていました。二一歳の女性は毎日八時間以上六年間に渡って、ブラジャーに挟んでいました。

三九歳の女性は、断続的に八年間利用し、診断される二年前からジョギングをする際に、自分の位置を確認するためにGPS機能を利用していました。これらの女性は、携帯電話が当たる部分の真下に、複数の病巣が確認されました。通常、乳ガンになった家族のいない四〇歳以下の女性が発症するのは五％以下で、若い女性が発症するのはとても珍しいそうです。

前述した二一歳の女性は六年間携帯電話をブラジャーにいれていて発症したというのですから、一五歳の時から携帯電話を使っていたことになります。二一歳で発症した女性はもう一人おり、ウェスト医師らは「思春期に起きる乳房組織の発達は、携帯電話の無線周波数電磁波に対してとくに傷つきやすい可能性がある」として注意を促しています。

二一歳で乳ガンを発症した女性は、アメリカのニュース番組で「ブラジャーに携帯電話を入れておくのは便利だった」と言っています。しかし、彼女は乳ガンになったために、胸を切除することになりました。

この症例報告の共同研究者である乳腺外科医のリサ・ベイリーさんは、携帯電話関連の乳ガンはよくあるが、医師は滅多に携帯電話について質問しないと述べ、「私は絶対に携帯電話を身につけないし、全ての女性に身につけないようアドバイスする」とコメントしています。

増え続ける乳ガン……電磁波の影響は？

日本でもガンを発症する人は年々増え続け、二人に一人はガンになり、三人に一人は死亡するのが現状です。日本で乳ガンになる女性は、一九七五年には約一万人だったのに、二〇〇八年には約六万人に達しました。とくに近年の増加は目覚ましく、二〇〇三年と二〇〇八年を比較すると、この五年間で三五％も増えています。

総務省の資料「電気通信事業の現状」（二〇一〇年）によると、一九五〇年には放送や船舶・航空用の無線局が約五〇〇〇局あるだけでしたが、八五年には電波の利用が増えて三八一万局になり、九〇年代後半からは携帯電話・ＰＨＳの加入者が急増しています。九五年の携帯電話・ＰＨＳの加入者数は四三三万件でしたが、二〇〇三年には約一九倍の八一一二万件になり、二〇〇七年には一億件を突

乳ガンによる死亡数の推移

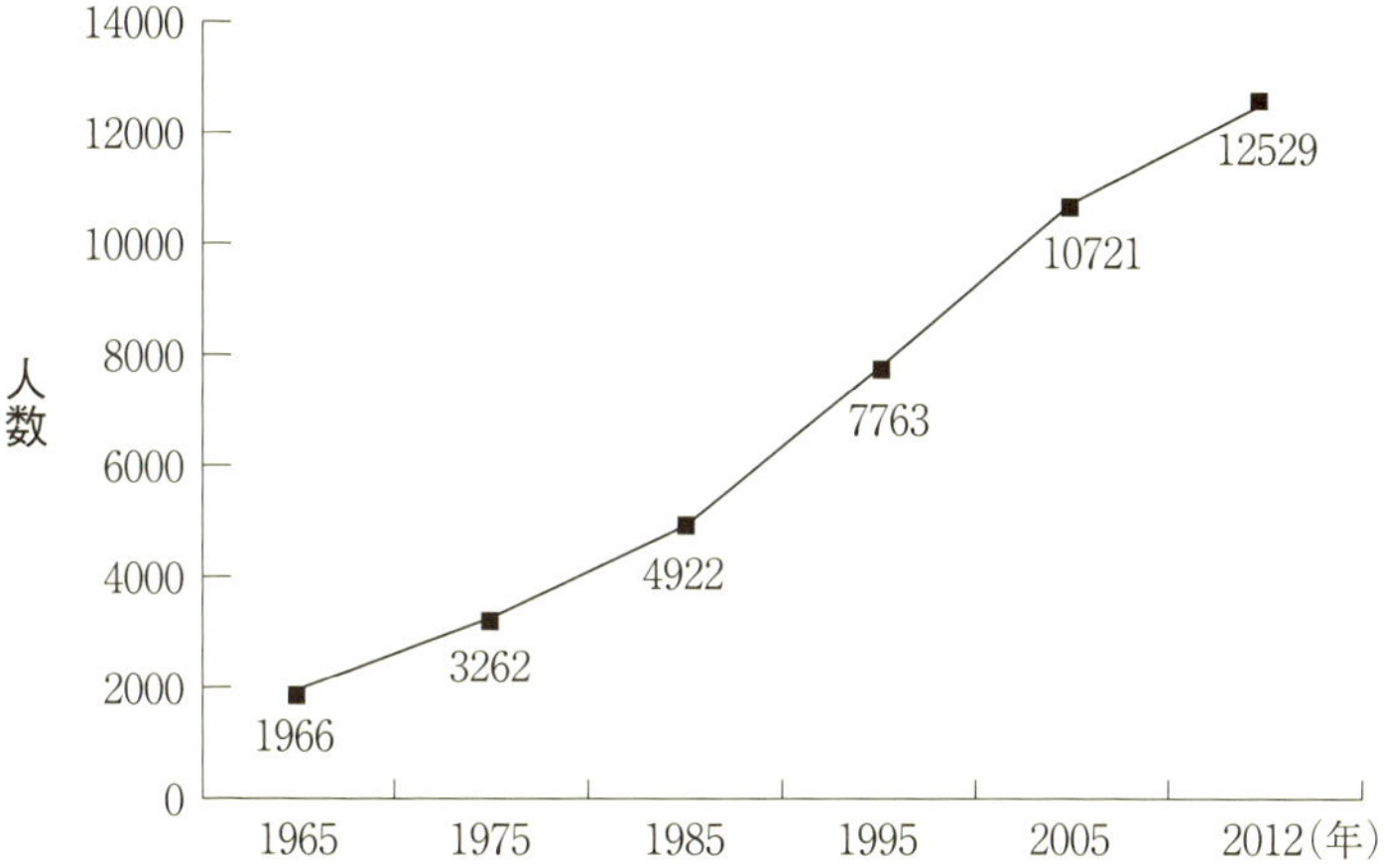

乳ガンによる死亡数は増えていて、2012 年には 1 万 2529 人が亡くなっています。これは、1965 年の約 6 倍です（参考：厚生労働省「悪性新生物の主な部位別に見た死亡数の推移」）

破しています。

環境中の無線周波数電磁波は、この六〇年で急速に増え、全ての人が慢性的に被曝しています。その上、携帯電話という電磁波発生源を持ち歩いたり、身につけることも当たり前になっています。

日本では下着の中に携帯電話を入れる人はあまりいないでしょうが、上着やズボンのポケットに入れておいても被曝します。精子を携帯電話やＷｉＦｉの無線周波数電磁波に被曝させると、精子の運動性や、数が減少し、奇形が増えるという報告が多数あります。

このような異常は不妊や、次世代の子どもの病気につながります。日本で乳ガンが増加した背景には、食生活の変化など他の要因もあるでしょうが、電磁波によるガンを予防するためにも、男性も女性も携帯電話を身につけないよう注意が必要です。

6　夜間の携帯電話使用で自殺願望が増える？

消灯後に携帯電話を使う中学生や高校生は、自傷行為や自殺願望が増えるという研究結果が、高知大学の下寺信次准教授らの研究チームによって発表されました（Journal of Pediatric psychology.37(9) pp.1023-1030.2012）。

この研究では、高知県と三重県津市の中学生と高校生、計一万七九二〇人を対象に、消灯後の携帯電話の使用頻度と、睡眠時間、自殺願望、自傷行為の経験、不安や鬱の症状について二〇〇八年～二〇〇九年にアンケート調査が行なわれました。

その結果、中学生も高校生も、男子より女子の方が頻繁に携帯電話を使っていることがわかりました。女子中学生は、男子よりも統計学的に有意に睡眠時間が短くなりましたが、高校生でも女子の睡眠時間が短かったものの、統計学的な有意差はありませんでした。また、「消灯後にほとんど毎日携帯電話を使う」と答えた中学生は、睡眠時間が有意に短くなり、消灯後に携帯電話を使わない人たちに比べて、自殺願望が一・六二倍、自傷行為の経験が一・五六倍高くなりました。

高校生でも「消灯後にほとんど毎日携帯電話を使う」人たちは、消灯後に携帯電話を使わないと答えた人たちよりも、自殺願望が一・二二倍、自傷行為の経験が一・七五倍高くなりました。また、中学生も高校生も女子のほうが、精神衛生上の問題が多いことがわかりました。

原因はメラトニンの減少か

このような問題の原因として、何が考えられるのでしょうか。論文では、携帯電話の明るいディスプレイを見ることが睡眠の質に生理学的な影響を与えるかもしれないこと、携帯電話の電磁波が睡眠を促すホルモン「メラトニン」の分泌に影響を与えるのではないか、という可能性を指摘しています。また、インターネットやメールによるサイバーいじめなどのストレスが関与している可能性にも言及し、保健教育などを通じて携帯電話の使い方を指導する必要性にも触れています。

これまでにも、眠る前に携帯電話電磁波に被曝すると、メラトニンの量の減少や、睡眠時の脳波の変化を示す研究が発表されています。また、不眠症や不十分な睡眠時間は、うつ病や精神医学的な病気になるリスクを高めることが、日本を含め各国の研究で報告されています。

うつ病や自殺は世界的に増加傾向にあり、世界保健機構（ＷＨＯ）は、二〇一三年九月、世界で自殺者が増え続け、四五年前と比べると六割増えて年間一〇〇万人になると発表しました。さらに、世界で人口の約五％にあたる三億五〇〇〇万人以上がうつ病に苦しんでいるとも発表しています。

自殺の原因には、病気や社会的、経済的問題などさまざまな要因がありますが、急速に普及した携帯電話の影響も考慮すべきでしょう。携帯電話使用によるリスクを子どもたちに知らせ、使用時間や頻度を制限するなどの対策を取る必要がありそうです。

ブルーライトの影響

網膜で受容された光は、色や形などの視覚的情報を脳に伝えるだけでなく、サーカディアンリズム（体温やホルモンンの分泌、睡眠や目覚めなどの周期）やメラトニンの分泌にも影響を与えます。紫外線が皮膚ガンの原因になることはよく知られていますが、紫外線の次に波長が短く、エネルギーが強いのがブルーライトです。（図2）。ブルーライトは緑色の光よりサーカディアンリズムを乱し、メラトニンを抑制することがわかっています。

メラトニンが抑制されると、睡眠障害につながります。メラトニンは、細胞の酸化を抑える抗酸化物質でもあり、メラトニン減少は免疫力を低下させます。

このような害を防ぐため、ハーバード大学医学大学院は、眠る二、三時間前は明るいスクリーンを見ないこと、日中に明るい光を浴びること、画面を見る際にブルーライトを遮るメガネをかけることなどを薦めています（http://www.health.harvard.edu/staying-healthy/blue-light-has-a dark-side）。

7　子どもに携帯電話を持たせるか？

子どもが入学・進学する際に、携帯電話を持たせるべきかどうか、悩む親御さんも多いのではないでしょうか。子どもは大人よりも電磁波の影響を受けやすいので、イギリスやカナダでは、子どもの携帯電話使用を制限するよう保護者に呼びかけ、フランスでは六歳以下の子どもの携帯電話の使用や、一四歳以下を対象にした広告は法律で禁止されています。

携帯電話の新機種を販売する前には、電話から発生する電磁波が基準値を満たしているかどうかを検査しています。日本では頭部組織に吸収されるエネルギーが二W／kg、アメリカでは一・六W／

図2　可視光線スペクトラムとブルーライト

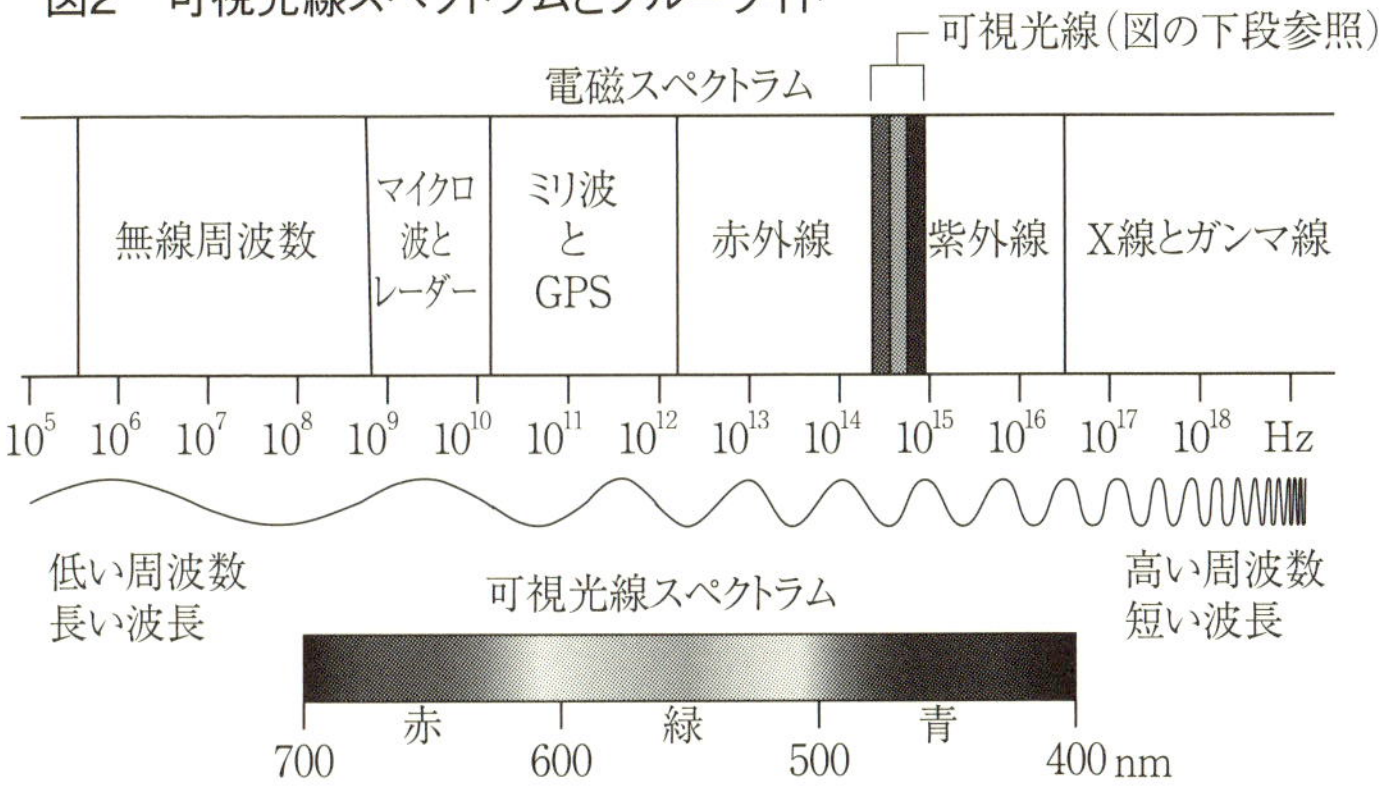

人間に見える光は電磁スペクトラムのごく一部。紫外線は、日焼けや日光じんましん、皮膚ガンの原因になることが知られていますが、紫外線に最も近くてエネルギーが強いのがブルーライトです。
出典：http://www.gunnars.com/artificial-lighting-and-the-blue-light-hazard/

kgと定められ、この値を越えるものは販売してはいけないことになっています。

電磁波の基準値は大柄な男性がモデル

しかし、アメリカのオム・P・ガンディー博士らは、従来の検査方法には問題があると指摘しています（Electromagnatic Biology and Medicine, Early Online1-18, 2011）。

携帯電話の認証試験では、国際標準頭部モデル「SAM（Specific Anthropomorphic Mannequin、特殊擬人化マネキンの略）」を使って携帯電話機から発生するSAR値を測定しています。「SAM」は、アメリカ陸軍の新兵の上位一〇％にあたる、大柄な男性の体格を元にしたもので、身長一八八センチメートル、体重一〇〇キログラムを想定しています。このような体型はアメリカ人の三％しかいません。

体が小さいとSAR値（つまり、生体組織に吸収

現在のSAR値の測定方法

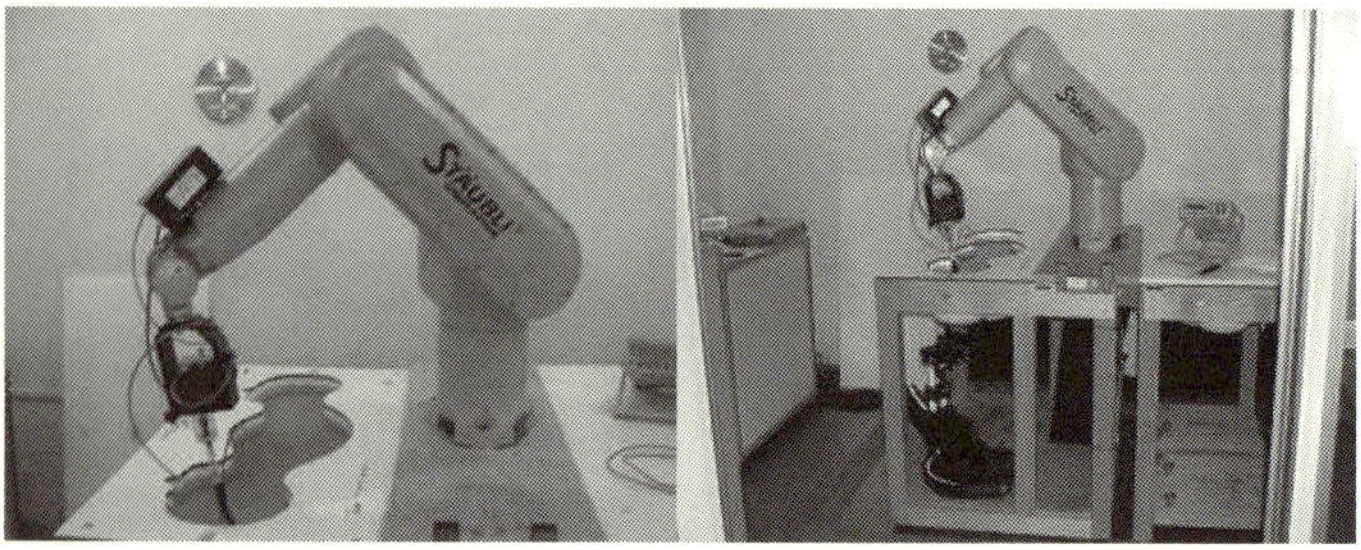

頭部を模擬したプラスチック型を液剤で満たし、携帯電話を最大送信電力で送信してSARを測ります。
出典：総務省「人体頭部において使用する無線ＬＡＮ端末のSAR値測定調査報告書」(平成20年1月)

されるエネルギー）は大きくなるので、人口の九七％は連邦通信委員会（ＦＣＣ）の被曝限度値を上回るＳＡＲに曝されていることになる、とガンディー博士らは警告しています。

ちなみに、ガンディー博士らが、一〇歳の子どもの頭部サイズのモデルを使って子どものＳＡＲを調べたところ、ＳＡＲ値は大人より一五三％高くなりました。

現在の認証試験では、ＳＡＭに準じたプラスチック製の型枠の中に、頭部にある四〇種類の組織の平均的な誘電率と等しい液体を入れて、携帯電話からのＳＡＲ値を測定します。日本での検査も同様の方法です。

しかし、電気的特性は組織や器官、年齢によって大きく異なり、子どもの脳の海馬と視床下部意は大人の三倍、骨髄は一〇倍も電磁波を吸収しやすい、とガンディー博士らはいいます。

シミュレーションでより正確な測定を

このような問題を解決するため、ガンディー博士らは

国際頭部標準モデルSAM

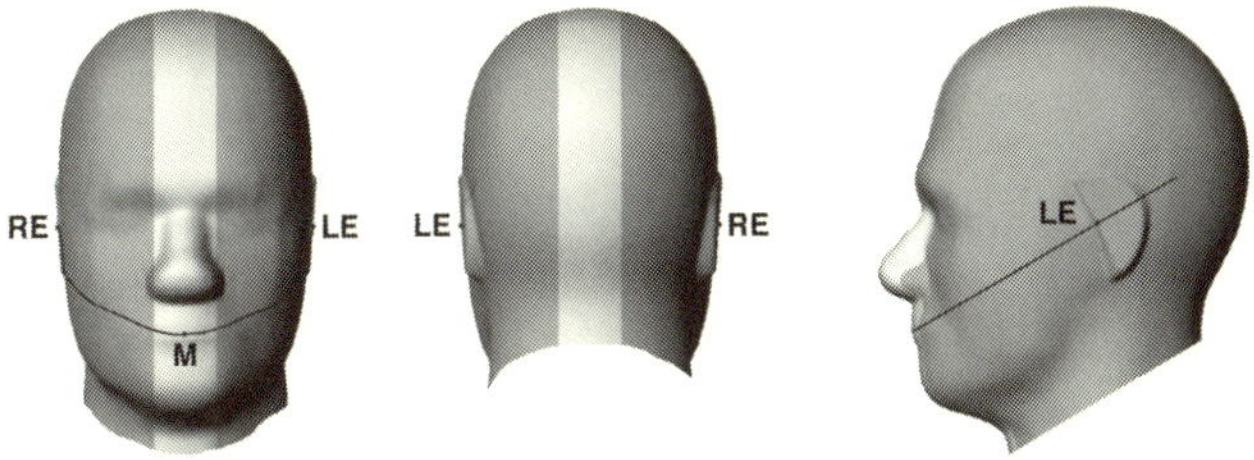

アメリカ食品医薬品局（ＦＤＡ）など、各国の研究機関が利用している、コンピューター・シミュレーション・システムの「バーチャル・ファミリー」を使って詳細な認証試験を行なうよう提案しています。

バーチャル・ファミリーはＭＲＩデータに基づいて構成された六歳の男児、一一歳の少女、二六歳の女性、三四歳の男性を含んでおり、最も影響を受けやすい子どもへの影響を詳細にシミュレーションできます。しかも、睾丸や眼球のように電磁波の影響を強く受ける組織など、約三〇〇種の器官や組織への影響も調べられます。

ガンディー博士らは「全世界の政府が子どもを十分に守るために、携帯電話電磁波の設定基準のアプローチを改めることが必須であり、急務である」と述べています。

総務省の調査でも、八歳児と成人のバーチャル・ファミリーを使ったシミュレーションで、「頭部形状の違いが、ＳＡＲ分布や強度に影響する可能性がある」と指摘されています（『電磁波ばく露による生物学的影響に関する評価試験及び調査』平成二一年三月）。

詳細な分析ができるバーチャル・ファミリーを早急に導入する必要がありそうです。

第二章　声を上げる被害者たち

〜海外の裁判〜

1　イスラエルの学校無線ＬＡＮ裁判

文部科学省は、二〇二〇年までに学校に無線ＬＡＮを導入する計画ですが、カナダでは導入後に動悸や不眠などの体調不良を訴える生徒が増え、通学を停止させたり、無線ＬＡＮのない私立学校へ転校させる保護者もいます。

イスラエルでは学校への無線ＬＡＮをめぐって裁判がおきています。二〇一二年五月、イスラエル教育省は、保健省、環境保護省と連携して学校での携帯電話使用規制と校内の無線ＬＡＮ導入を発表し、同時にパブリックコメントも募集しました（http://www.shituf.gov.il/discussion/660）。

携帯電話の使用規制については、使用上の注意のほか、予防原則や健康影響などを年齢にあわせて教育すること、タバコの規制で喫煙室を設けたように通話可能エリアを設け、同エリア以外での使用は禁止すること、子どもたちの通話用に固定電話を設けること、教師も職員室と通話エリア以外では使用しないことなどを含んでいます。携帯電話の全面的使用禁止ではありませんが、非常に強い規制で見習う点が多々あります。

教育省の「無線ＬＡＮ導入の操作原則と勧告」には、有線接続のような安全で比較的シンプルな技術が望ましいこと、全校の各教室で導入の前後に電磁波の測定を行なうこと、無線ＬＡＮを使う場合は送信出力を最小限にする特別なソフトウェアなどで自動的に電磁波を管理できるようにするなどの項目を盛り込んでいました。

無線LANのリスクと裁判

教育省は、学校にインターネットを導入する必要性があることに触れた上で、長時間、キーボードやマウスを操作したり、スクリーンを見ることで、筋肉や骨格、視覚への損傷が起きる可能性にも言及しています。

また、無線LANから発生する電磁波が国際がん研究機関（IARC）によって発ガンの可能性があると分類されていること、子どもや若者はとくに電磁波に傷つきやすいこと、政府が予防原則を採用していることも示しました。

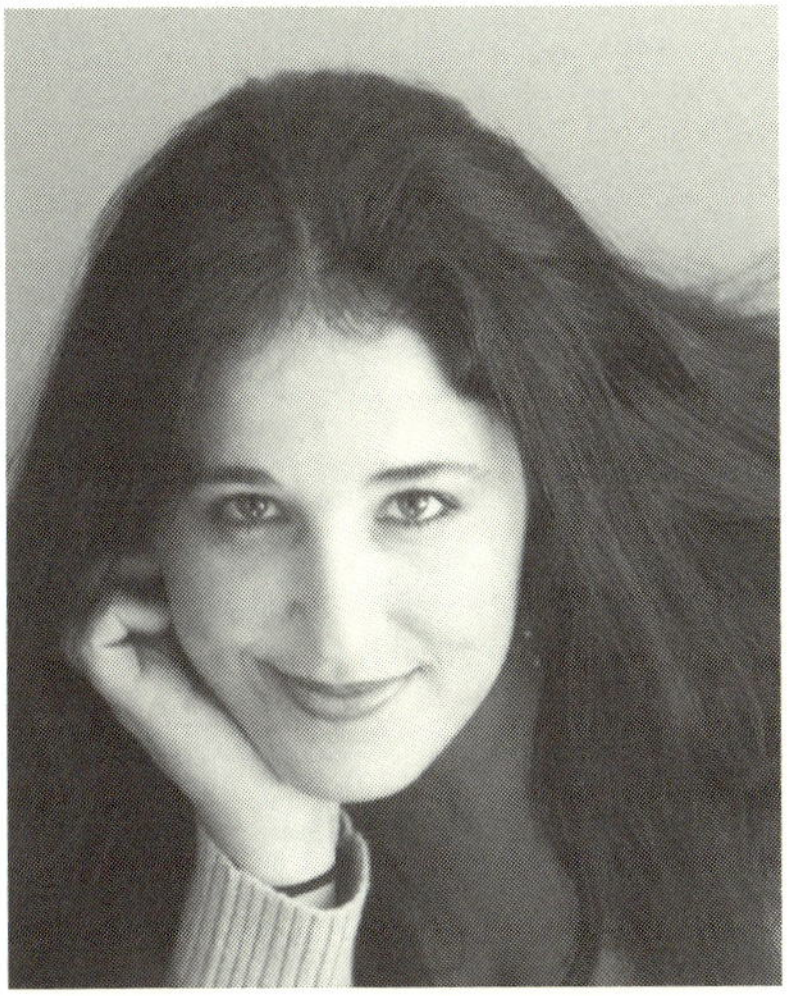

「私たちは、電磁波のリスクを知っているからこそ、変化をつくり出すために立ち上がる義務があります」とダフナ・タコーヴァーさんは言っています。

さらに、学校に無線LANを導入している国もある一方、欧州評議会が、学校には無線LANではなく、有線LANの導入を優先するよう勧告していることも紹介しています。日本政府のように、安全神話を全面に出して、都合の悪い情報を隠すのではなく、公正な情報提供を目指す姿勢は高く評価できます。

この発表に対し、「無線LANが安全だと言う証拠は無いが、危険性を示す証拠はたくさんある」、「誰が子どもたちの死に責任を取るのか」といった反対意見が二〇〇通以上寄せられました。

自身もEHSを発症していて弁護士でもあるダフナ・タコーヴァーさん（写真）らは、イスラエル保護者協会などに呼びかけ、学校での無線LAN禁止命令を求めて、教育省、保健省、環境保護省を高等裁判所に提訴しました。

二〇一三年七月、高等裁判所は電磁波過敏症（EHS）の子どもが何人いるのかなどを調査し、同年一一月一六日までに報告するよう、政府に命じましたが、政府側は子どもの人数を報告しませんでした。しかし、原告側は無線LANが導入された後、EHSになった子どもが一三人いると裁判所に訴えています。タコーヴァーさんによると「高裁での意見陳述で、政府側の弁護士は、もしEHSの子どもが通学する場合どうするのかと尋ねられた際、『校内の無線LANは電源を切られるだろう』と答えた」そうです。

電磁波過敏症の子どもたちを守る

タコーヴァーさんは、「電磁波は子どもにとって特に危険かもしれないと政府が認めているのに、学校全体で無線LANに被曝させるのは、子どもと保護者の人権と市民権に反する」と考えており、電磁波への被曝が原因で発症するEHSが実際に存在すること、現在の熱効果に基づいた被曝基準は間違っていること、などを訴えています。

原告の一人として提訴した理由をタコーヴァーさんに尋ねると、「私はEHSに苦しむ子どもたちをたくさん知っています。あらゆる無線機器の中で無線ＬＡＮは最悪です。極めて危険だと立証された電磁波に、子どもたちを不本意に被曝させるのは完全な犯罪だ」と言います。

この裁判はイスラエル国内で注目を集め、二〇一四年三月には、国会の教育委員会で公聴会が開かれ、ＥＨＳの症状を持つ子どもの保護者が証言するなど、社会問題になっています。テルアビブ市では一六人の子どもがひどい頭痛に苦しみ、リション・レジオン市の学校では無線ＬＡＮが導入されただけでなく、周辺に携帯電話基地局が三基もあり、八〇人の子どもが頭痛や皮膚のかゆみ、嘔吐を訴えていることも公聴会で報告されました。

環境保護省騒音・放射線緩和局の代表、ステリアン・ジェルバーグ教授は、「イスラエルや諸外国に電磁波問題に敏感に苦しむ子どもたちがいることを認めます。そして障害のある子どものニーズに対応するために学校を整備するように、電磁波問題に敏感な子どもたちに同様の対応をしない理由はないのです」と述べています。

イスラエル最高裁判所は二〇一四年四月、無線ＬＡＮの暫定的禁止命令を出しました。しかし、二〇一五年四月、保護者らの訴えは棄却されました。ただし裁判所は、教育省がＥＨＳの子どもへの配慮をしないなら「法廷へのドアは開いている」とも述べています。

2　教育のデジタル化と電磁波

文部科学省と総務省は、電子黒板などを使った学校教育のデジタル化を推進しています。そのためか、最近は「子どもの教室に電子黒板が導入されるが、大丈夫だろうか？」という相談が寄せられるようになりました。

電子黒板には、大きく分けて三種類あります。移動式スクリーンの前にプロジェクタを設置する「移動式・前面投影型」、スクリーンを壁に設置して天井からプロジェクタを吊り下げる「壁・天井固定型」、テレビのような「一体型」です。電子黒板は二〇一四年三月現在で、公立学校に約八万二五〇〇台配備されています。

電子黒板の普及

札幌市立幌西小学校では、二〇一〇年、電子黒板を利用した文部科学省の研究事業に参加しました。当初は、電子黒板での授業に難色を示す教師が多かったそうですが、今では「電子黒板のない学校へ転勤になったら困る」という声が上がるほど定着し、子どもたちも「目線を上げて集中して話を聞くように」なり、学習意欲が高まったと感じているそうです。

電子黒板にパソコンを接続することで、各教材会社が出しているデジタルコンテンツを使った授業ができます。国語の教科書では、イラストだけを表示して登場人物の気持ちを考えさせたり、漢字の書き順を練習できたり、英語では発音練習、算数は九九の計算などもできるそうです。

電子黒板の電磁波を簡易測定器（エレクトロスモッグメーター、測定範囲五〇MHz～三・五GHz）で測定すると、最も電磁波が強かったのは、操作ボタンのある黒板の右側で、最大値で〇・〇〇〇二μW／㎠でした。

生体影響を考慮してつくられたオーストリア医師会のガイドラインでは、〇・〇〇〇一μW／㎠を正常値としていますので、それを上回っています。

極端に数値が高いわけではありませんが、児童・生徒が電子黒板に近づきすぎないようにするなど、注意したほうがいいかもしれません。

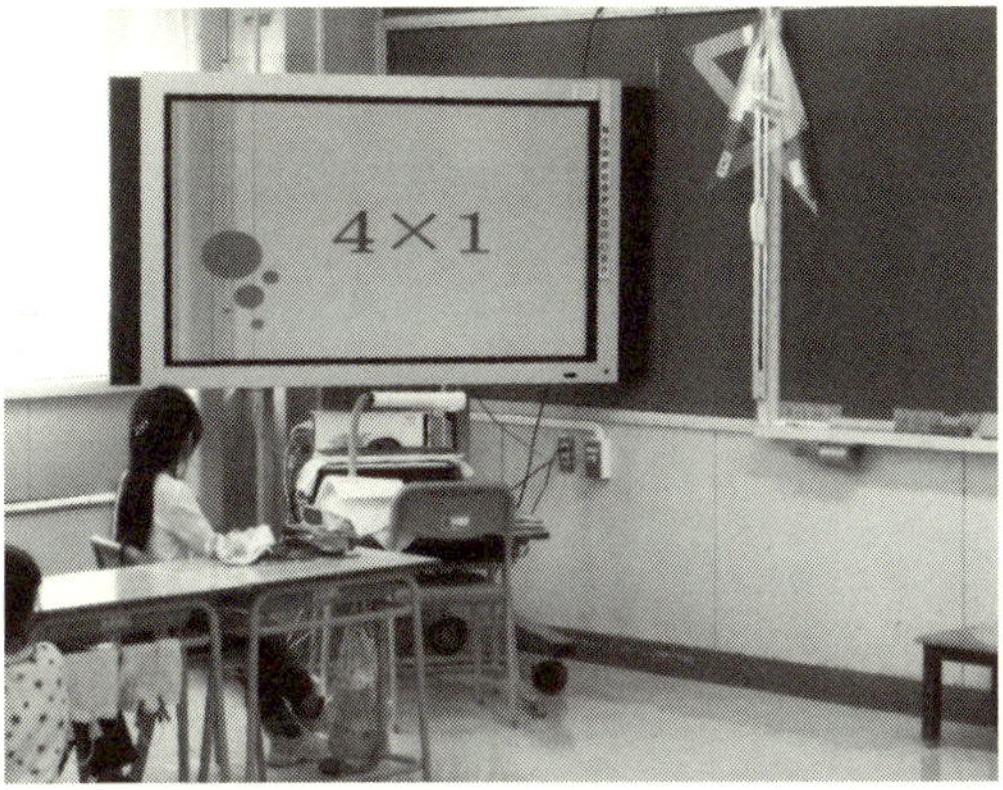

電子黒板で授業を受ける子どもたち。最大の問題は、校内の無線ＬＡＮです。無線ＬＡＮではなく有線ＬＡＮにし、機器の接続も有線にしましょう。

健康被害を起こす無線ＬＡＮ

ただし、無線ＬＡＮを設置した学校では、もっと被曝量が高くなるでしょう。子どもたちは電磁波の影響を最も受けやすく、健康面だけでなく学習、思考能力にも影響がでる可能性があるので、なるべく電磁波を避けるべきです。

しかし、文部科学省の『教育の情報化ビジョン』(二〇一一年)を見ると、各自に情報端末が支給される方針で、「今後は全ての学校で一人一台の情報端末による学習を可能にするため超高速の無線ＬＡＮ環境」を構築する必要があると記されています。「ギガビット級の回線容量が必要になる場合」も考えられるとあり、被曝量の大幅な増加が懸念されます。

私はある大学で講演した際、無線LANアクセスポイントのある部屋で、ほんの数分間打ち合わせした後、動悸、息苦しさ、思考力・集中力の低下、意識がもうろうとするなどの症状に襲われた経験があります。

電磁波過敏症を発症した大学生の子どもをもつ複数の保護者から、「大学に無線LANが設置され体調を崩しているが、どうしたらいいか」といった相談も寄せられていますし、無線LANが原因で進学をあきらめるべきか悩んでいるお子さんもいます。

総務省の『校内LAN導入の手引き』によると、各学年三クラスの学校の場合の工事費は有線LANの場合約三四二万円、無線LANだとさらに費用が高く約四四〇万円かかる見込みです。二〇一三年度末で、八五・六%の公立学校が普通教室にLANを整備していますが、無線LANを選んだ学校は二四・九%でした（文部科学省『学校における教育の情報化の実態等に関する調査結果（概要）』、数値は二〇一四年三月現在）。

欧州評議会（CoE）は、学校には無線ではなく有線LANの設置を優先するように勧告しています。学校や教育委員会には、子どもたちの健康に悪影響が出ないよう、慎重な検討と配慮を求めたいと思います。

3　健康被害を認めたオーストラリア行政裁判所

総務省は携帯電話基地局の整備を進め、電波の届かない地域を無くすため、「携帯電話の基地局整

図8　携帯電話等エリア整備事業の実施状況

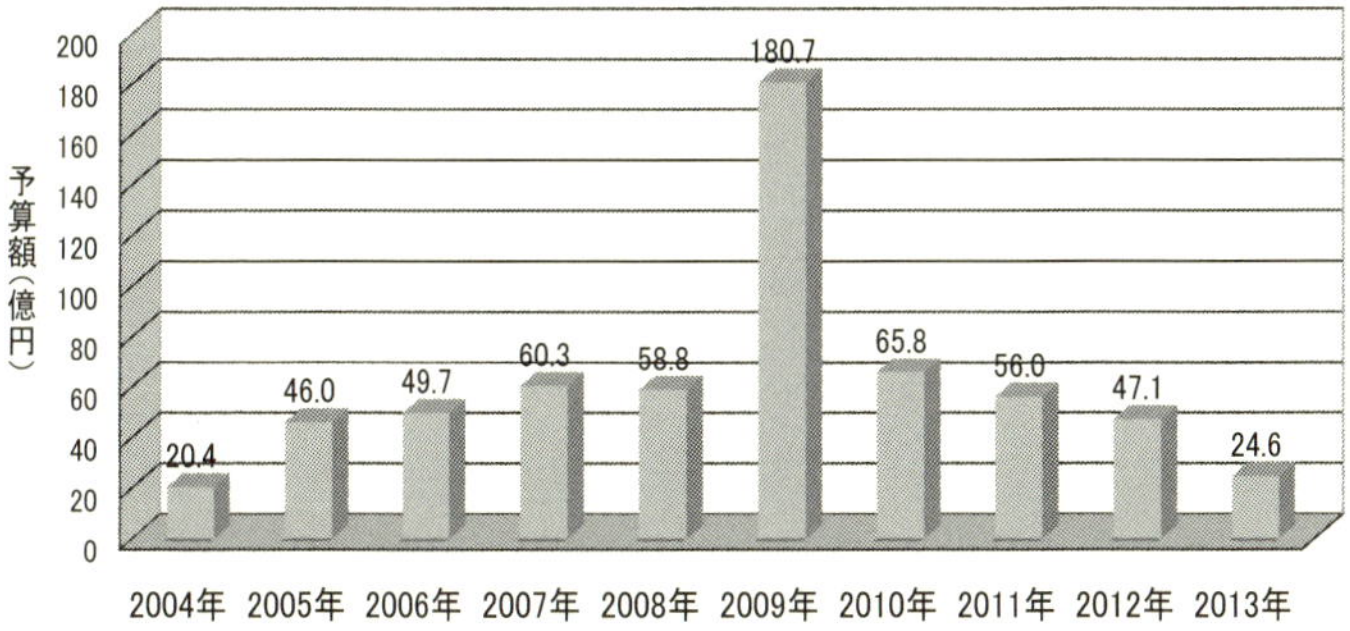

過去10年間で2245局に対し609.4億円の予算を組んでいます。総務省によると、2009年の金額が突出しているのは、補正予算がついたからだそうです。（総務省「携帯電話の基地局整備の在り方に関する研究会報告書（案）」のデータを元に作成）

備の在り方に関する研究会」を二〇一三年に設置し、具体的な対策を検討していました。

過疎地にも基地建設

報告書には、採算性の低い過疎地も携帯電話圏内にするために、国庫補助率をかさ上げし、補助金の下限を撤廃することや、各自治体が「迅速な交付申請及び決定の事務に努める」ことなどが盛り込まれています。一定の高さの基地局は中高層建築物にあたり、建設する前に自治体へ申請し許可を得ることになっていますが、政府は迅速さを求めるのではなく、事業者や自治体、地域住民との民主的な合意形成の手順を国として確立するべきです。

また、「東日本大震災以降、ライフラインとしての重要性が認められ」、防災の観点からも推進していくと書かれていますが、大震災の時に携帯電話網が何日間も機能せず、公衆電話や固定電話が活用されたのは周知の事実です。危機管理や防災を考えるなら、災害に強い公衆電話を増やすべきでしょう。

ちなみに、この研究会は携帯電話事業者や自治体職員などで構成されています。電磁波の健康影響に詳しい医師や研究者、電磁波過敏症（ＥＨＳ）の患者会などは含まれていません。ドイツでは、電磁場を避けて森の中で暮らしていたＥＨＳの男性が、急増するＬＴＥ（第四世代携帯電話）に苦しみ、聖職者であるのに自殺する事件も起きています（http://ehsfighback.blogspot.jp/2014/02/when-priests-commit-suicide.html）。

基地局整備の補助金を増やす前に、ＥＨＳ発症者が被曝を避けられるよう、住宅の電磁場遮蔽対策に補助金を出したり、電波の届かない安全なエリアを各自治体に確保するべきです。

電磁波被曝による体調悪化を認定

一方、オーストラリアでは、職場での電磁場被曝と症状悪化の関連性を認める判決が、二〇一三年二月に行政裁判所で出ています（McDonald and Comcare［2013］AATA105）。この訴えを起こしたアレクサンダー・マクドナルド博士は、一〇代の頃から偏頭痛を患い、一九九三年にはＥＨＳだと診断されました。彼は連邦科学産業研究機構（ＣＳＩＲＯ）で、主席研究科学者として一九九四年から勤務し、コンピューター作業を行なう事務職員をつけてもらっていました。しかし二〇〇五年に組織改革が行なわれた際に、事務支援は取り消され、自身でコンピューターを多用することになり、吐き気や頭痛、集中困難に悩まされるようになりました。

主治医は電磁場被曝を減らすために事務支援再開を求める文書を書いてくれましたが、ＣＳＩＲ

Oはファラデー・ケージ（電場を遮蔽する金属製の籠）の中でコンピューターや携帯電話等を試験的に使うよう要請しました。この試用が繰り返されるたびに、彼の健康状態はますます悪化しました。

マクドナルド博士は自宅に電磁場シールド塗料を塗ったり、郊外に引っ越すなど、被曝をできるだけ避けることにしました。特に空港で具合が悪くなるので、電磁場を遮蔽する防護布を利用しましたが、それでも携帯電話やコンピューター等の電磁場に被曝すると、吐き気、疲労感、平衡異常、偏頭痛などに襲われました。二〇〇九年には出勤できなくなり、友人や子どもたちに会う機会も制限され、キャリアを失ったことなどから、うつ気分を伴う慢性適応障害も発症し、悲嘆や罪悪感に襲われるようになりました。

裁判では電磁波過敏症の診断基準が確立していないこと、電磁波に被曝させて症状が起きるかどうかを確認する誘発検査を行なっていないのでE

www.next-up.org/news/restricted/Jugements.html

www.austlii.edu.au/au/cases/cth/aat/2013/105.html

Edior's note Next-up organization: Australian Government Comcare
***Comcare** is a statutory authority of the Australian Federal Government established under the Safety, Rehabilitation and Compensation Act 1988 (SRC Act) and covered by the Commonwealth Authorities and Companies Act 1997 (CAC Act). Comcare administers the Commonwealth's workers' compensation scheme under the SRC Act; and the Occupational Health and Safety Act 1991 (OHS Act).*

Administrative Appeals Tribunal of Australia

Dr Alexander McDonald and Comcare
[2013] AATA 105 (28 February 2013)

Last Updated: 28 February 2013

[2013] AATA 105

Division	GENERAL ADMINISTRATIVE DIVISION
File Numbers	2011/0031, 2011/5355 & 2012/2826
Re	Alexander McDonald
	APPLICANT
And	Comcare
	RESPONDENT

DECISION

Tribunal	Deputy President J W Constance
Date	28 February 2013
Place	Melbourne

Application 2011/0031

1. The reviewable decision made by Comcare on 9 November 2010 (being reconsideration 23114453) is set aside.
2. In substitution for the decision set aside it is decided that:
   - (1) Comcare is liable to pay to Dr McDonald compensation in accordance with the Safety, Rehabilitation and Compensation Act 1988 (Cth) in respect of an injury, being an aggravation of a condition of nausea, disorientation and headaches;
   - (2) the injury was suffered by him between April 2006 and May 2007.

オーストリア行政裁判所の判決文。電磁波被爆による体調悪化を認めました。

ＨＳかどうかを判断できないことなどを指摘した上で、雇用主が命じた電気機器の試用で偏頭痛が悪化したことを認めました。労働者への補償金支払いを行なう政府機関のコムケアは、博士への補償金支払いを拒否していましたが、行政裁判所は、コムケアには「補償を支払う法的責任がある」と認めたのです。日本でも被害者の人権と人命を尊重した救済と対策が求められます。

4　リスク情報の周知を求めイタリア政府を提訴

世界保健機構（ＷＨＯ）の中で、あらゆる物質の発ガン性を分類する国際がん研究機関（ＩＡＲＣ）が、携帯電話通信や無線ＬＡＮ、ラジオ、テレビ等で利用される無線周波数帯の電磁場を「発ガン性の可能性がある」と認めたのは二〇一一年五月のことです。ＩＡＲＣは、頭から携帯電話を離すことができるよう、「ヘッドセットやメールの利用」を勧告することを加盟国政府に求めました。これを受けて、同年一一月二八日、イタリア保健省は「技術的・科学的団体からの最新の報告に基づき情報キャンペーンを開始する」と発表しました。

ちなみに日本の総務省は、「市販されているすべての端末（携帯電話）」は国や国際ガイドラインの規制値以下だと説明した上で、「これを下回るレベルの電波による健康への悪影響について明確に示した科学的証拠はありません」という独自の見解を示しています。

しかし、ＩＡＲＣは発ガン性を評価する際に、「市販されている端末」の利用者を対象にした、世界規模の疫学調査を行なった結果、「発ガン性の可能性がある」と認めました。なお、同じく「発ガン性の可能性がある」と認められたものには、ＤＤＴやジクロルボスなど、製造や輸入が禁止されたり、使用が制限されている殺虫剤なども含まれています。

しかもイタリアでは、二〇一二年に最高裁判所が脳腫瘍と携帯電話の因果関係を認める世界初の判決を下しています。

仕事で毎日五～六時間、携帯電話やコードレス電話を一二年間使って脳腫瘍になったイノチェント・マルコリーニさんは、イタリア労働者補償協会（ＩＮＡＬ）に補償を申請しましたが却下され、ブレシアの下級裁判所に提訴しました。下級裁判所は因果関係を認めましたが、ＩＮＡＬは控訴。最高裁判所は下級裁判所の判決を支持し、ＩＮＡＬに支払いを命じました。

このような判決が出た後も、情報キャンペーン実施を発表したイタリア保健省は、何も行動しませんでした。イタリアの市民団体ＡＰＰＬＥ（電気スモッグ予防闘争協会）は、何度も弁護士を通じて、情報キャンペーンを行なうよう保健省に求めてきましたが、政府は動かないままでした。

そこでＡＰＰＬＥ代表のラウラ・マシェロさんは、マルコリーニさんと共に、二〇一四年三月二〇日、情報キャンペーンの実施を求めて、保健省、環境省、経済発展省、教育大学研究省の四省を提訴しました。

訴状によると、イタリアの平均的な携帯電話の使用時間は、年間八〇～一八〇時間で、初めて携帯電話を持つのは平均で一〇～一一歳だそうです。原告は、情報キャンペーンの実施だけでなく、一六歳以下の子どもの使用を止めさせるために携帯電話使用のガイドラインをつくること、タバコと同じように、発ガンリスクと予防的対策の必要性を製品パッケージの外側に警告することも求めています。

マシェロさんに提訴に踏み切った理由を尋ねると、「企業に資金提供されていない専門家によって行なわれた多数の研究で、公衆衛生上の影響を懸念する要素は十分に示されています。政府は、携帯電話の間違った使用や過剰な使用のリスクを国民に知らせ、慎重なる回避のルールを示さなくてはいけません」と答えました。

また、マシェロさんは、「マルコリーニさんの件で判決を下した判事は、被曝と病気の因果関係を証明する科学的証拠があるだけでなく、企業に資金提供されていない研究は、信頼性が高いと明確に述べています。私たちの団体の副代表であるレーヴィス博士は、これらの研究のバイアスを説明する論文を国際的な学術誌でいくつも発表し、著者の利益相反を示しました」と話しています。

日本でもリスクを知らせる情報キャンペーンや警告表示が実施されれば、電磁波のリスクを広く知らせ、社会全体で被曝量を減らすことができるでしょう。

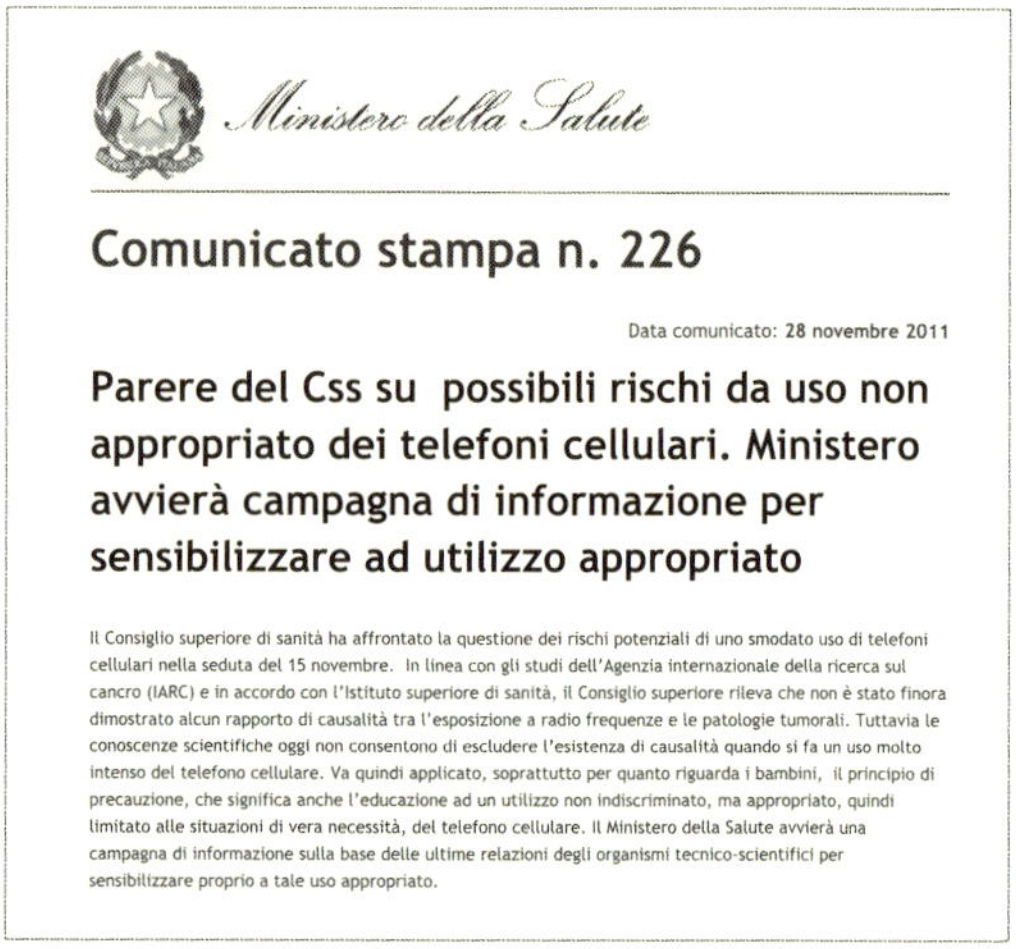
Ministero della Salute

Comunicato stampa n. 226

Data comunicato: **28 novembre 2011**

Parere del Css su possibili rischi da uso non appropriato dei telefoni cellulari. Ministero avvierà campagna di informazione per sensibilizzare ad utilizzo appropriato

Il Consiglio superiore di sanità ha affrontato la questione dei rischi potenziali di uno smodato uso di telefoni cellulari nella seduta del 15 novembre. In linea con gli studi dell'Agenzia internazionale della ricerca sul cancro (IARC) e in accordo con l'Istituto superiore di sanità, il Consiglio superiore rileva che non è stato finora dimostrato alcun rapporto di causalità tra l'esposizione a radio frequenze e le patologie tumorali. Tuttavia le conoscenze scientifiche oggi non consentono di escludere l'esistenza di causalità quando si fa un uso molto intenso del telefono cellulare. Va quindi applicato, soprattutto per quanto riguarda i bambini, il principio di precauzione, che significa anche l'educazione ad un utilizzo non indiscriminato, ma appropriato, quindi limitato alle situazioni di vera necessità, del telefono cellulare. Il Ministero della Salute avvierà una campagna di informazione sulla base delle ultime relazioni degli organismi tecnico-scientifici per sensibilizzare proprio a tale uso appropriato.

イタリア保健省のプレスリリース。適切な使用の認知を高めるための情報キャンペーンに着手すると発表しましたが、何も行ないませんでした。

5　生きる権利を求めアメリカで二件の訴訟

携帯電話基地局や無線機器の使用が増え続けていますが、アメリカでは電磁波過敏症（ＥＨＳ）患者が、自宅に住む権利を求めて裁判を起こしています。提訴したのは、ニューメキシコ州のサンタ・フェ市に住むアーサー・ファーステンバーグさん。医大在学中にＥＨＳを発症して退学を余儀なくされ、電磁波に被曝すると、ひん脈や不整脈、喉頭けいれん、めまい、吐き気、不眠、集中困難などの症状が現れ、この三〇年間で九人の医師にＥＨＳだと診断されてきました。

隣人を訴える

二〇〇九年秋、ファーステンバーグさんは、家を探していた知人に隣の家を紹介したのですが、知人が入居した翌日、極度の衰弱や胸部への圧迫感で目覚め、主治医は生命にかかわるレベルのひん脈が起きていることを確認しました。知人は彼の症状を知っていて、引っ越してくる前は電源オフに協力してくれたのに、転居後はＷｉＦｉルーター二台と携帯電話の小出力基地局を設置し、スマホやパソコンの電源を二四時間入れ続けました。ファーステンバーグさんは電源オフを頼みましたが断られ、自宅に住めなくなりました。そこで、差し止め救済措置と損害賠償を求めてニューメキシコ州第一地方裁判所へ隣人を提訴したのです。

裁判では、ファーステンバーグさんの主治医が証言し、地裁の指示で医師が監督した誘発検査でも症状と電磁波の関連性が確認されたのに、裁判官は、被告にはファーステンバーグさんを傷つける意図が無かったと判断して訴えを退けました。ファーステンバーグさんは、ただちにニューメキシコ州控訴裁判所に上訴しています（Case No.32549,Appelant's Brief in Chief,2014）。

発症者の基本的人権を守るために

ファーステンバーグさんは、二〇一〇年一二月、自分が住むサンタ・フェ市と携帯電話会社AT&Tも訴えることになりました。

この裁判は、EHS患者が生きる権利を争ったものです。市の建築規制条例では、騒音や臭い、放射線（いわゆる「電磁波」も非電離放射線の一部）などを発生させる施設に規制をかけています。AT&Tは二〇一〇年秋頃、第二世代携帯電話から第三世代へ移行し、この変更によって被曝量がさらに増加することになりました。これでは、EHS患者がますます深刻な影響を受けると考えた同氏は、このような変更には、本来、市の調整委員会の許可が必要だとして、職務執行命令を求めて提訴しました（Case No.33441, Appelant's Brief in Chief,2014）。

アメリカ連邦政府の電話通信法（TCA）七〇四条では、無線通信設備を規制する自治体の力を制限し、環境への影響を理由に設置に反対できないようになっています。しかし、アメリカ障害者法（ADA）では、自治体が障害者への差別を行なうことを禁止し、第三者による障害者への悪影響を防ぐことも求めています。連邦政府の建築交通バリア・コンプライアンス委員会は、EHSや化学物質過敏症の発症者を障害者と認めており、サンタ・フェ市には約二〇〇〇人のEHS患者がいるという見積もりもあります。

地裁は、TCAは特別法なので、一般法であるADAに優先すると判断しましたが、ファーステンバーグさんは、二〇一三年一二月に控訴。ADAは「マイノリティー」である障害者の保護を意図していて、TCAは「一般の人々」への影響を考慮していると主張。またTCA七〇四条は憲法で認められた基本的人権を否定しないと解釈されるべきだと訴え、市は障害者への無線周波数電磁波の影響を考慮しなくてはいけないとして、市内に電波の無い地域をつくることも提案しています。

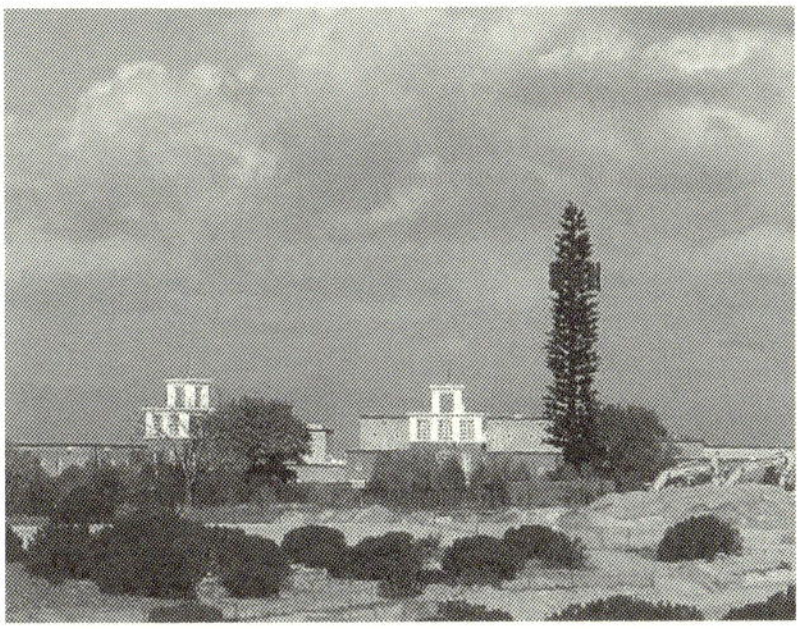

サンタ・フェ市内にはAT&T基地局が約20基あります。写真はその一つで樹木に偽装し、高校のそばに建っています。

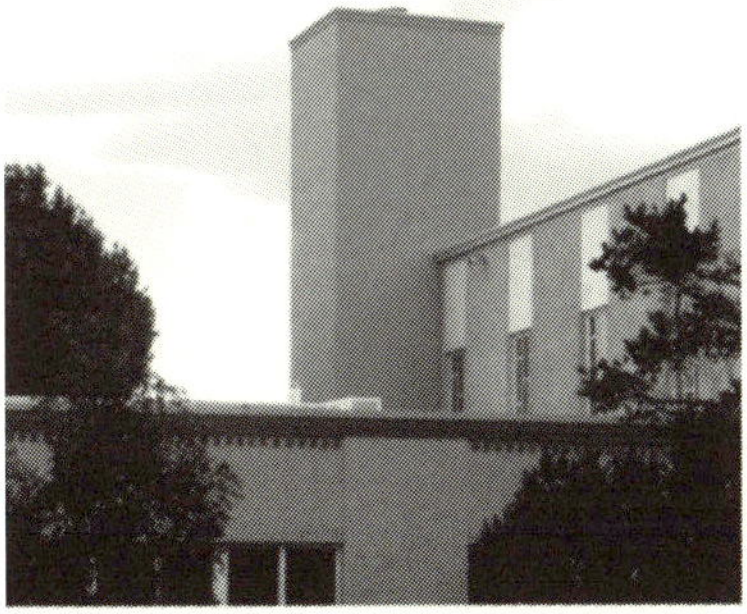

2012年に稼働したAT&T基地局。煙突に偽装した壁で囲っています。
(写真：Cellular Phone Task Force)

どんな障害や病気があっても、基本的人権を侵害されることがあってはなりません。電磁波被曝で苦しむＥＨＳ患者が世界中にいることを明らかにするため、自身もＥＨＳを発症したダフナ・タコーヴァー弁護士は、各国の患者会や支援団体にファーステンバーグさんへの支援声明を呼びかけ、日本や欧米諸国をはじめ、携帯電話が急速に普及したインドなど二一カ国、九四団体から賛同を集めました。このなかには、市民団体や患者会だけでなく、医師や研究者の団体も含まれています。

6　電磁波過敏症の議員への安全配慮義務を問う裁判

二〇一五年三月二五日、宇都宮市市議会議員の西房美さんは、宇都宮市を安全配慮義務違反で提訴しました。

安全配慮義務とは、使用者が労働者の健康や生命を確保しながら働けるように配慮する義務のことです。

西さんは宇都宮市が携帯電話電磁波への被曝で西さんが体調を崩すことを知りながら、他の議員らの携帯電話の使用を規制しなかったとして、同市に対して五五〇〇万円の賠償金を請求しました。更に議場に携帯電話を持ち込まないよう市議会の規則を変更することなども求めています。電磁波過敏症（ＥＨＳ）患者が労働環境の電磁波を理由に賠償を求める訴訟は、日本ではこれが初めてです。

西さんは、「ＥＨＳ患者は全国に大勢いる。役所や議員、携帯電話会社に窮状を知ってもらい、最終的には国を動かしたい」と語っています。

心臓ペースメーカー装着後、電磁波過敏症に

西さんは、二〇〇七年に心臓ペースメーカー埋め込み手術をしてから、周囲で使われる携帯電話の電磁波に敏感になりました。胸にチクチクと刺さるような痛みを感じるようになり、電車の中で目の前の乗客が携帯電話を使うと、頭痛や耳鳴り、心臓への痛みなどの症状が現れるようになりました。時間がたつにつれて、症状は徐々に重くなっていき、頭痛や耳鳴り、不眠にも悩まされるようになりました。葬儀に出席しても周囲の人の携帯電話に反応して、五分程で退席しなくてはいけない程、悪化していきました

市議会では、周囲の議員が使う携帯電話電磁波が原因で体調を崩します。まず耳鳴りが起き、次に頭が重くなり、喉が乾き、そのまま我慢していると首筋が固くなり、やがて意識がもうろうとしてくるそうです。議場で発言する際はいつも、「携帯電話の電磁波で具合が悪くなることを知らせ、電源オフをお願いしていた」といいます。

「議会を傍聴される方は、マナーモードにしている方が多いので、携帯電話から発生する電磁波が、頭の芯まで響く」といいます。やむを得ず、議場前の廊下の椅子に座り、スピーカーから流れてくる音声を聞き、質問がある時や採決の時にだけ議場に入っていました。二〇一四年には電磁波過敏症と診断され、できるだけ被曝しないようにしていましたが、同年の九月議会と一二月議会では、救急車で三度も病院に搬送され、酸素吸入の処置を受けるほどでした。

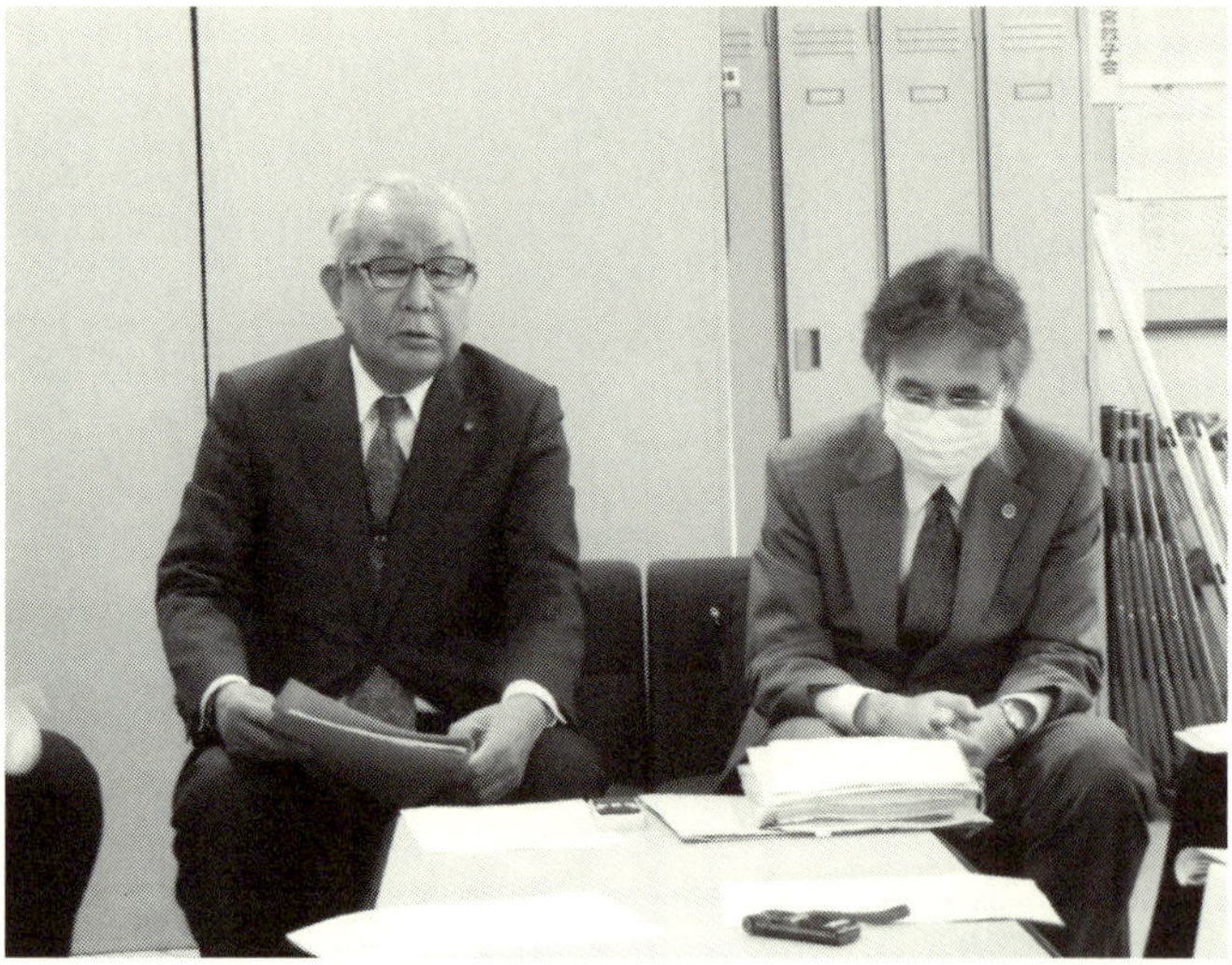

提訴後、記者会見を開いた西さん（左）と藤本利明弁護士（写真提供：西さん）

議場内の携帯電話オフを訴えるも実現せず

このような状況を変えようと、西さんは、再三にわたって議場内での電源オフを市議会議長や事務局に求めてきましたが、聞き入れてもらえませんでした。

二〇一〇年八月には、心臓ペースメーカーを装着している友人に頼み、「会議中の携帯電話の電源オフに関する規制制定を求める陳情」を、議長宛に提出してもらいましたが、採択されませんでした。

西さんによると、この陳情の審議に参加した議員は「携帯電話は緊急連絡用としてなくてはならない存在」であり「（規制に必要な）客観的で合理的な理由を説明することが困難」なので、「このような規制を定めることは、現時点では必要ない」と主張したそうです。また、「事前に電磁波過敏症の方々が傍聴されることがわかれば、六月定例会（二〇一〇年）と同様に携帯電話の電源をオフにすることに協力するし、傍聴者にも協力を求めれば良い」という発言もあったそうです。しかし、「六月定例会で、傍聴席での電源オフを議長と議会事務局にお願いしたが、何もしてくれなかった」と西さんは言います。

その翌月に西さんは、要望書「宇都宮市議会傍聴規則の一部改正について」を提出し、傍聴規則に「携帯電話の電源を切ること」を盛り込むように求めました。傍聴規則の改定には至りませんでしたが、傍聴者に配布する資料「市議会の傍聴について」には、「携帯電話については電源をお切りください」と明記され、掲示板にも電源を切るよう示されましたが、電源オフが徹底されることはなく、西さんの体調不良は続いていました。

ちなみに、携帯電話の電源が入っているだけでも、最寄りの携帯電話基地局との交信が定期的に行なわれています。グラフ（六五頁）は、ある勉強会で携帯電話の電源がオンの時とオフの時で、室内の電力密度がどのくらい変化するかを私が調べた時のものです。室内にあった携帯電話は九台でしたが、オフにすると電力密度が八四％も減りました。動画やメールの送受信をしていたり、携帯電話の台数がもっと多い場合は、電力密度はさらに高くなるでしょう。

体調不良での欠席を伝えたのに「無断欠席」扱い

二〇一四年六月の定例会で、宇都宮市議会は西さんを懲罰動議にかけ、一〇日間の出席停止という重い処分を下しました。理由は二つあり、一つは三月の定例会で、同じ議案について委員会では賛成したのに本会議では反対し、矛盾する意志を表明したということ、もう一つは同年六月定例会の本会議を無断欠席したこと、とされています。

三月の定例会本会議で、西さんは意識が朦朧としていて、体調を心配した議会事務局の職員が持ってきてくれた濡れタオルを頭にあてている状態でした。議案に賛成する場合は、起立しなくてはいけないのですが、「立ったつもりだったが、起立できていなかったようだ」と西さんはいいます。

六月の定例会の初日、西さんは議場で開かれたセレモニーに参加したのですが、一〇分もたたないうちに気分が悪くなり、議員控え室のソファで横になっていました。議会事務局の職員が「そろそろ本会議が始まります」と知らせにきたのですが、立ち上がることができず「気分が悪いので休みます」と伝えたそうです。それにもかかわらず、「無断欠席」と判断されたのです。

他の自治体の市議会議員によると「口頭で体調不良のため欠席すると伝えたのに、無断欠席とするのはあり得ない」そうです。また、懲罰動議に参加した議員は、その後、「体調を崩していたとは知らなかった」と西さんに言ってきたそうです。

西さんはこれまで、貧困家庭の子どもへの教育支援のほか、市職員へのヤミ手当問題や、市議会議員へ給与の他に支給される日当問題など、市政改革に積極的に取り組んできました。

処分を受けて出席できなかった六月議会では、特定のゴミ収集業者が何十年にも渡って業務を請け負っていることや、退職した市職員がこの事業者に再就職している問題を指摘し、今後は一般競争入札を実施するよう求めるつもりでした。また、ある民間事業者が市庁舎内のレストランと喫茶店を運営していますが、約一六〇〇万円の賃貸料を無料にしている問題も追及する予定で、これらの質問

図９　電源オンとオフでの電力密度の変化

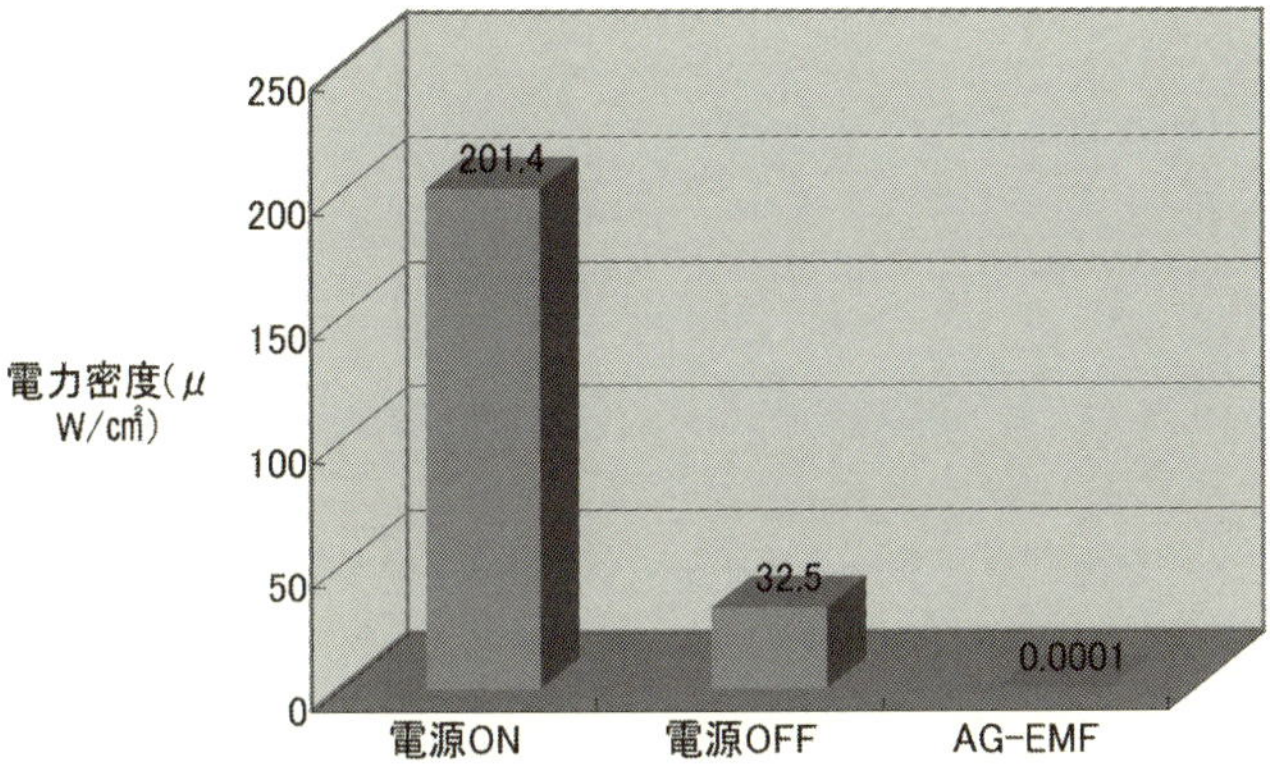

携帯電話の電源を切ると電力密度は大幅に減りましたが、オーストリア医師会のガイドライン（ＡＧ-ＥＭＦ。正常値：0.0001μＷ/㎠以下）には及びません。（エレクトロスモッグメーター使用、測定範囲50MHz～3.5GHz）

を事前に「発言通告書」として事務局に提出していました。

「三月の定例会でもこれらの問題に触れているが、その時は、『西議員に発言させるな』という脅しの電話が議会事務局にかかってきた。そこで県警本部に連絡し、約一〇人の刑事を配置して事なきを得た。六月の定例会ではこの問題をさらに追及する予定だった」そうです。脅迫電話に屈しなかった西さんを妨害するために、圧力がかかったと見るのは考え過ぎでしょうか。

市庁舎に公衆無線ＬＡＮ導入

二〇一五年三月一九日、宇都宮市は、市庁舎や各地域の市民センターなど二〇施設に公衆無線ＬＡＮを導入すると発表しました。

市民がスマートフォンやタブレット端末

でインターネットに接続できるようにするため、四月一日からサービスを開始する、という内容でした。

西さんは、ただちに公衆無線LAN導入に反対する陳情書を提出し、「市役所にLANを導入することは、電磁波による被害者の市民は市役所・地区市民センターに『来るな！』というに等しい」と訴えました。

フランスでは同年一月、三歳以下の子どもがいる施設で無線LANの使用を法律で禁止したばかりですが、宇都宮市は施設を利用する人の健康を守るためにどのような対策を取るのか、私は質問しました。

同市総合政策課によると、「国の技術基準適合照明を取得しているものを選定するなど、発生する電磁波ができる限り健康に影響が及ばないように配慮しています」ということでした。

しかし、国（総務省）の指針を満たした携帯電話や基地局、無線LANでも健康被害が多発しています。ましてや、自市の議員が携帯電話電磁波による健康被害を訴え、電源オフを市議会で求めているのに、公衆無線LAN導入に踏み切るのは理解に苦しみます。確かに、公衆無線LAN導入で便利になる人もいるでしょうが、一方では施設を利用できなくなる人がいることを考慮し、健康を守るための対策をとるべきです。

なお、同市は計画通り、四月一日から公衆無線LANサービスを開始しています。

無線LANの利用は他の自治体でも拡大しています。神奈川県逗子市議会では、議員や事務局職員もタブレット型パソコンで情報を共有する「オールタブレット議会」を二〇一三年六月から実施しています。定例会では議員一人あたり一〇〇〇枚の資料が印刷されていましたが、タブレット型パソコンの導入によって、ペーパーレスと印刷に係る業務の削減ができる、としています。

タブレット型パソコンで情報を共有するには無線LAN環境が必要で、議場内や議員控え室、議会事務局といった広範なエリアで無線LANの電磁波が飛び交うことになります。議員や職員、傍聴・来庁する市民の健康を考え、無線を使わない方法を検討する時期にきています。

コラム　ガンになった携帯電話会社社員に裁判所が賠償金支払いを命令

ブラジルのパラナ州労働裁判所は、携帯電話基地局のメンテナンスを15年間行なってガンを発症した技術者へ補償金を支払うよう、携帯電話事業者のノキア・ソリューション＆ネットワークに命じました（http://www.trt9.jus.br/internet_base/noticia_crudman.do?evento=Editar&chPlc=4342205）。

この技術者は1986年から15年間にわたって同社の基地局の試験、修復、設置を行ない、2002年に、右の太ももに軟骨肉腫という珍しい骨ガンを発症しました。何度か手術を行ないましたが、障害を負い、37歳で退職することになりました。他にも3人の同僚が同じタイプのガンを発症し、それぞれ28歳と39歳、45歳で死亡しています。

一審判決では、ガンはさまざまな要因で起きるので、病気と仕事の因果関係を認める十分な証拠がないと退けられましたが、控訴審では、同社が労働者の被曝管理を行なわなかったことに加えて、リスクの管理と予防を怠ったと判断されました。

今後は、このような訴訟がますます増え、企業は労働者の被曝を制限すること、電磁波発生源を減らすことを求められるようになるのではないでしょうか。

第三章　病院の電磁波問題

～電磁波過敏症発症者の入院と治療～

1　病院でも増え続ける無線通信

無線ＬＡＮで使われる無線周波数電磁波は、世界保健機関（ＷＨＯ）の国際がん研究機関（ＩＡＲＣ）で「発ガン性の可能性がある」と評価されているのに、病院でも普及が進んでいます。

そのため、電磁波過敏症（ＥＨＳ）の発症者は、病院での治療や入院が困難になり早期退院する人もいます。ある発症者は、怪我で手術を受けて入院した際、同じ病室にいる入院患者が使う携帯電話や院内の電磁波の強さに耐えかねて、トイレに椅子を持ち込んで避難する状態でした。電磁波の影響で不眠が続き、風邪でもないのに激しい咳きこみに悩まされ、医師に相談して予定より早く退院したそうです。

別な発症者はＥＨＳの他に難病も患っており、その治療のために手術が必要でしたが、受け入れ先の病院を探すのに二年以上かかりました（拙著『電磁波過敏症を治すには』緑風出版、一四三〜一五八ページで詳述）。その難病の専門医が少ないという事情もありましたが、無線ＬＡＮや携帯電話基地局、高圧送電線など、病院とその周辺の電磁波環境が悪いことも原因でした。

また、「自分がＥＨＳのため、家族が入院しても見舞いに行けなかった」と訴える人もいます。

通信インフラ整備を推進する厚生労働省

無線ＬＡＮ普及の背景には、厚生労働省が目指す医療の情報化があります。同省は、患者が適切な情報を得て医療機関や治療方針を選択し、主体的に医療に参加できるようにするため、医療の情報化とインフラ整備が必要だとして、病院や診療所などの医療機関内や、他の医療機関との間に通信インフラを整備し、医療情報を効率的に管理・運用しようとしています。

具体的には、事務作業を効率化するため、検査や処方箋を医師がオンラインで指示する「オーダリングシステム」や、電子カルテの導入を推進してきました。例えば、患者を専門医に紹介する際も、カルテや紹介状、レントゲンフィルム、検査結果をネットで送信できるので、事務作業の効率化が期待できます。

問題は、無線ＬＡＮの使用を禁止していないことです。厚生労働省が二〇一〇年に発表した『医療情報システムの安全管理に関するガイドライン』では、「無線ＬＡＮは、看護師等が情報端末を利用し患者のベッドサイドで作業する場合等に利便性が高い」としています。電磁波の影響を受ける可能性のある「機器等の周辺での利用には注意が必要」とも書かれていますが、人体への影響については触れていません。病院の無線ＬＡＮ普及状況について厚生労働省に尋ねましたが、全く調査していませんでした。

総務省や携帯電話事業者らで構成される「電波環境協議会」が二〇一四年一月に全国の病院を対象に行なったアンケート調査（有効回答一二五五病院）では、六一・六％が無線ＬＡＮを導入していました（図10）。

さらに、ナースコールや患者情報、電子カルテなどをスマホで管理する実証実験も行なわれています（図11）。このままでは、患者も医療スタッフも「発ガン性の可能性のある」電磁波に曝されることなるのです。

無線周波数電磁波のリスク認知が必要

さらに内閣府は二〇一〇年五月、「どこでもＭＹ病院構想」を発表しています。これは、全国どこでも自分の医療や健康に関する情報を患者本人が管理し、医療機関に閲覧・提示するものです。過去の受診履歴や服薬情報、アレルギーを起こす物質を医療機関へ正確に伝えることができる、としています。

こういった情報が適切に伝われば、無駄な検査や薬を重複して処方するといった問題も減りますし、救急医療を受ける際にも役立つでしょう。しかしここでも、医療情報の管理に、携帯電話やタブレット型端末などの無線機器の利用があげられています。

内閣府が二〇〇九年に発表した資料では、電子政府や医療、教育などの情報化に「今後三年間で、三兆円の追加投資で五〇万人の雇用を創出」とあります。本当の目的は通信産業の振興で、電磁波を避けるべき医療や教育がその対象になったようです。

ネット環境の整備は各病院の裁量に任されていますが、最新の知見を検討して決定してほしいものです。発ガン性の可能性があると認められた電磁波を病院内で発生させたり、健康に関する情報管理のために患者を被曝させるのは本末転倒です。無線周波数電磁波への被曝で思考力の低下や記憶障害が起きることも報告されています。電磁波被曝は医療ミスにつながらないでしょうか。できることなら、医療者が健康に働ける病院で治療を受けたいものです。

図10　院内における無線通信システムの導入状況

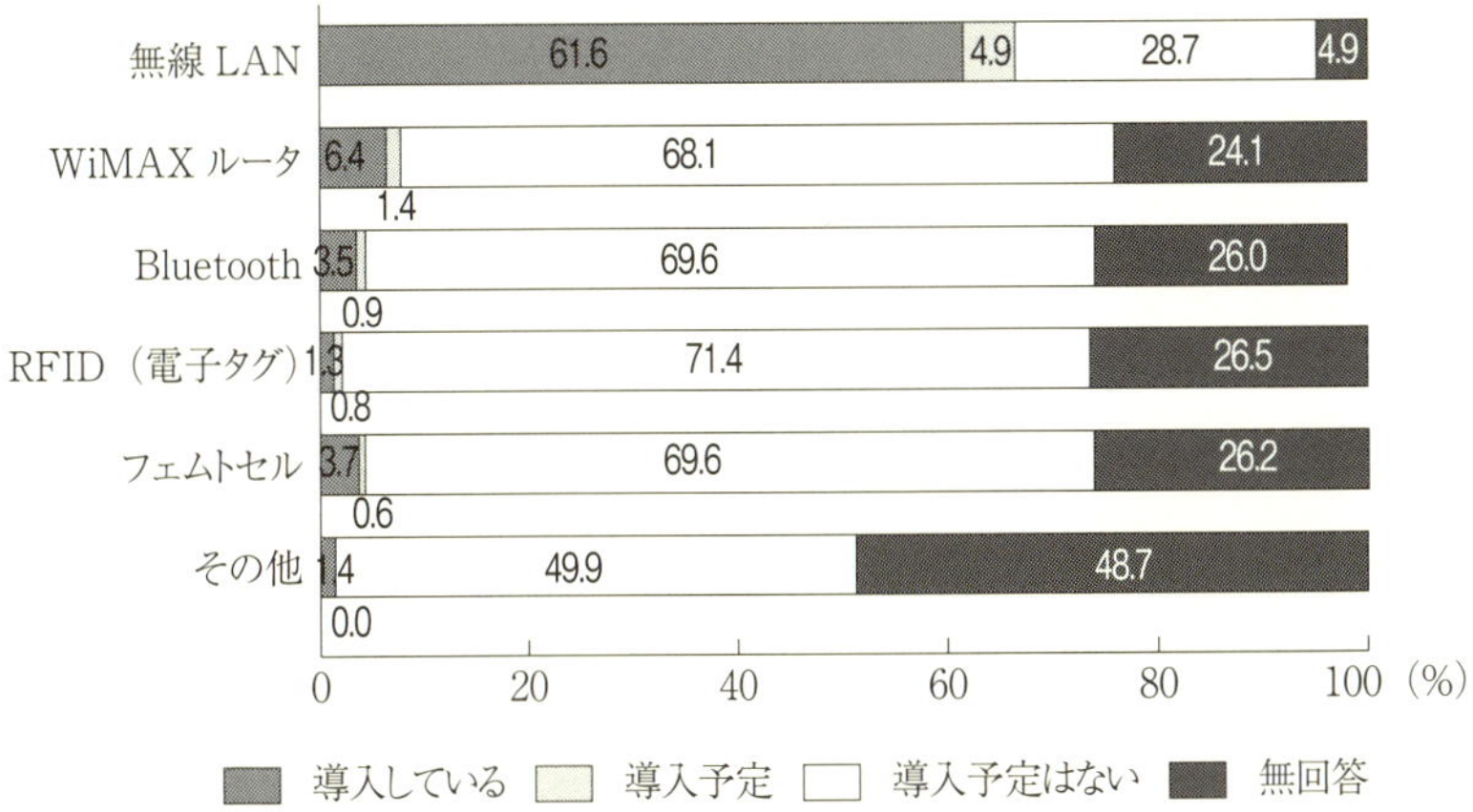

図11　病院内におけるスマホ利用

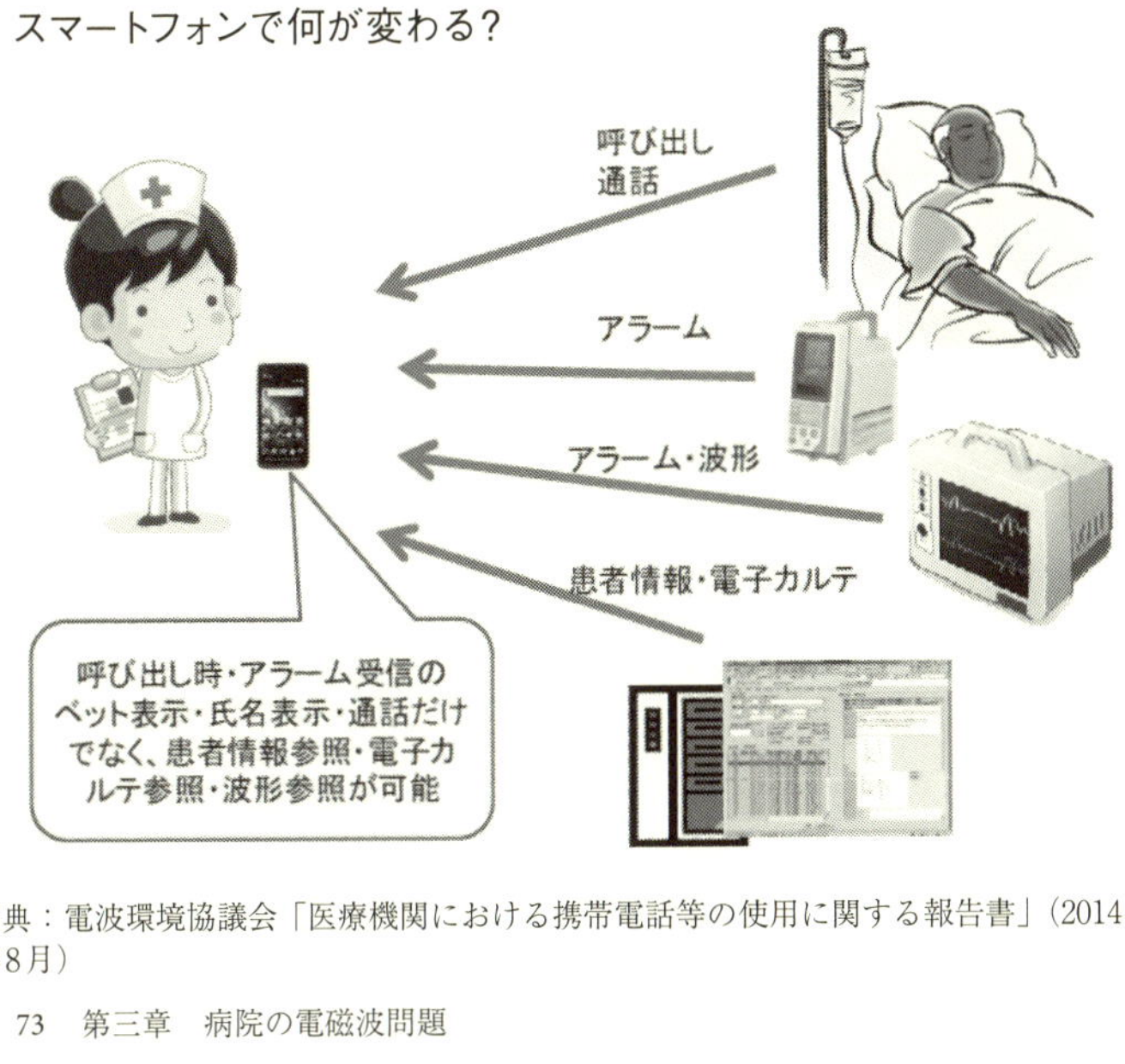

出典：電波環境協議会「医療機関における携帯電話等の使用に関する報告書」（2014年8月）

それに、医療情報は個人のプライバシーに関わります。セキュリティの観点からも有線を採用するべきです。

2 病院の携帯電話使用と患者への影響

二〇一四年八月、総務省や携帯電話事業者らで構成される電波環境協議会は、「医療機関での携帯電話等の使用に関する指針」を発表しました。携帯電話から発生する電磁波が医療電気機器へ与える影響を調べ、1m離れれば誤作動は起きないと評価し、病院内での携帯電話やスマホの使用規制を大幅に緩和した新指針を発表しました。

旧指針（一九九七年版）では、手術室、集中治療室では携帯電話端末の持ち込みを禁止し、「待合室など医療機関が携帯電話端末の使用を特に認めた区域でのみ」利用でき、病室では「携帯電話の電源を切ること」になっていました。しかし、新しい指針では使用範囲を大幅に拡大し、病室では、通話を制限するものの、メールやインターネットへの接続は認められます。

つまり、医療機器への誤作動や、話し声などの音声には配慮していますが、人体に与える電磁波への影響については考慮されていません。

電波環境協議会では同年六月末に指針案を発表し、七月半ばまでパブリックコメントを募集していましたが、期間中に寄せられた意見一四件のうち、半数が電磁波過敏症（ＥＨＳ）患者や健康への影響を指摘するものでした。これらの意見に対して同協議会は、人体への影響は電波法令で安全性が確保されているので「本指針では対象外」と回答しています。

病院で体調不良に苦しむ電磁波過敏症患者

しかし、ＥＨＳ発症者は、ガンの手術や怪我などで入院しても、同室の入院患者が使う携帯電話が原因で不眠や頭痛に悩まされ、早期退院をせざるをえないのが現状です。

たとえば、二〇一二年一一月、腸閉塞で緊急入院したＥＨＳの綾子さん（仮名、五三歳）は、大腸ガンもみつかり、四日後にガンの手術を受けることになりましたが、同室の入院患者が使う携帯電話の影響で体調が悪化しました。この病院では電子カルテを利用するために院内に無線ＬＡＮが設置されており、医療スタッフもＰＨＳを使います。入院患者も「場所を気にせず携帯電話を使う人が多かった」そうで、不眠が続きました。

「手術前に少しでも眠って体力をつけておきたい」と思った綾子さんは、体が楽な場所を探して院内を転々としていましたが、廊下の角のベンチは楽なことがわかり、看護師に相談して布団を持ち込みました。そのベンチで、入院して初めて熟睡できたそうです。

その後、個室に入ることを勧められましたが、家族全員がＥＨＳを発症し経済的な余裕がありません。それでも、見舞いにくる家族の具合が悪くなってはいけないと考え、個室へ入りました。

病院の配慮で無事に退院

二〇一四年四月、綾子さんは乳ガンの手術を受けるため、同じ病院に再入院することになりまし

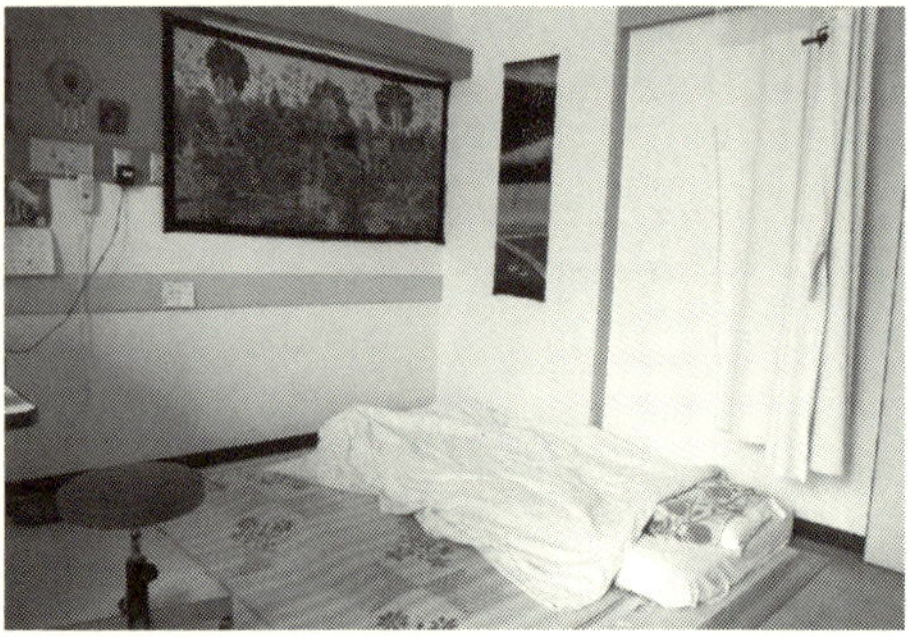
綾子さんが入った部屋。ベッドから転落しそうな患者さんを保護するための板の上にマットレスが敷かれ、壁には綾子さんが持参したタペストリーが飾られています（写真提供：綾子さん）。

た。「個室に入りたいが、体調が原因なので差額ベッド代なしでお願いできないだろうか」と主治医に相談すると、普段は患者さんとの面談スペースとして利用され、患者さんが増えた場合に病室として使う部屋に入れることになりました。

綾子さんは、ベッドのマットレスに入っているスプリングコイルやベッドの金属フレームの帯電にも反応したので、床にコイルのないマットレスを敷いて眠ることになったそうです。

また、ＭＲＩ（磁気共鳴画像）検査を受けると、強い静磁場（時間によって変動しない磁場）に曝されて体調を崩す恐れがあったため、病院側と相談した結果、ＭＲＩ検査をしないことにしました（ＭＲＩについては次ページコラム参照）。この他にも主治医は、医療機器から発生する電磁波を心配し、綾子さんがなるべく被曝しないよう配慮してくれたそうです。

診察室前の待合室では携帯電話を使う人が多いので、綾子さんは順番を待っている間、楽な場所を探して移動していたので、順番がくると主治医が捜しにきてくれることもあったそうです。

主治医は「ＥＨＳの実態については良くわかっていないが、目に見えないもので体調不良が起きう

コラム　ＭＲＩから発生する静磁場の影響

地球からは350〜700mG（35〜70μT）の地磁気が発生しています。ミツバチや渡り鳥、サケなどの魚は、体内に地磁気を感知するマグネタイトがあり、地磁気を利用して方向を判断していると考えられています。人間の脳にもマグネタイトがあることがわかっています。

ＭＲＩ検査では、150万〜3 000万mG（0.15〜3T）の強い静磁場を利用して、体内の水素原子を磁化して同じ方向へ向かせ、水素原子に共鳴する周波数をもつ電磁波を照射し、水素原子を振動させます。水素原子の振動が元に戻る際に発生する電磁波を外部から検出して、コンピューターで画像処理をし、体の断面像を得ています。

ＭＲＩ検査を受けた患者や検査を行なう医療スタッフの間でもめまいや吐き気の訴えがあり、さまざまな研究が行なわれています。2011年9月、ジョン・ホプキンス医学研究所（アメリカ）のデイル・C・ロバート博士らは、ＭＲＩの磁場が内耳迷宮の管内の体液に作用して、眼振を起こすのではないか、と報告しています。めまいが発生する時、眼球は激しく揺れ動いていて、この動きを「眼振」といいます。

この研究では、内耳迷路が健康な被験者10人と、内耳迷路の機能に問題のある２人をＭＲＩにかけました。脳の動きを検出する眼振検査では、健康な被験者は全員が眼振を起こしましたが、内耳迷路が機能していない人には起きませんでした。さらに磁場の強さと時間を変えて調査すると、磁場が強いと眼振も有意に早くなることが観察されました（Current Biology. 2011:21［19］1635-1640）。

このほかにも、血液細胞やホルモン合成に影響を与えるという研究や、ＭＲＩスタッフは流産のリスクが高いという研究もあります。

電磁波過敏症発症者の中には、ＭＲＩ検査が発症の原因と考えている方や、検査を受けて体調が著しく悪化した方もいますが（Pathopysiology,2012：19［2］95-100）、病気やケガでどうしてもＭＲＩ検査が必要な場合もあるでしょう。その際は、医師とよく相談して決めてください。

ることは日常の診療で実感している。当院には、患者さんを病気だけでなく、考え方や社会的背景も含め、人として捉えることが根付いているように思う」といいます。

なお、綾子さんの夫は、退院する日に会計で順番待ちをしていた際、周囲の人が使う携帯電話で体調を崩し、翌日、退院したばかりの綾子さんに付き添われて受診することになりました。グッタリして診察室に入った二人を見た看護師は「どちらが患者さん？」と聞いたそうです。綾子さんの夫は、「携帯電話を向けられるのは、ピストルをつきつけられるようなものだ」といいます。

今後、病院が携帯電話の使用ルールを決める際は，ＥＨＳ患者の存在も考慮するべきです。スウェーデンには、ＥＨＳでも受診できるよう電磁波対策をした病室を備えている病院もあります。

綾子さんが入院した病院のような細やかな配慮も患者にとってありがたいものですし、待合室など人が大勢いる場所で携帯電話を使う時には周囲への配慮を忘れないでほしいと思います。

3　医療インプラントで電磁波過敏症に？

電磁波過敏症（ＥＨＳ）を発症するのは、どんな人でしょうか？「体の弱い特別な人」と言うイメージがあるかもしれませんが、世界記録を持つマラソン選手も発症しています（Case No.33441, Appelant's Brief in Chief,2014）。

ちなみに、アメリカの歯科医リーナ・ガルシアさんは、歯の金属製詰め物やインプラントはアンテナとして作用し、環境の中にある電磁場を集め、体内でガルバーニ電流や電磁的ストレスを発生させると考え、シラーズ医学大学（イラン）のS・M・J・モルタザヴィ博士は、MRIや携帯電話の使用後に、歯の治療に使われたアマルガムから水銀の流出が有意に増えたと報告しています（Int Occup Environ Med 2014:5:10-105ほか）。

ノルウェーで行なわれたアンケート調査では、EHS発症者の五五％が歯科金属の除去を行なっています（Pathopysiology 2013:20（2）117-22）。日本でも心臓ペースメーカーや人工関節などを入れた後、EHSになったと言う発症者がいますが、もしかすると、歯科用に限らず、何らかの金属製のインプラントを入れることは、EHSの発症リスクを高めることになるのかもしれません。

脳動脈瘤の手術後に異変が

一年前に脳動脈瘤の手術を受けた俊子さん（仮名、七〇歳）は、頭蓋骨を固定するチタン合金のボルト三本とクリップを入れましたが、手術から半年後、電磁波に敏感になったことに気づきました。「もともと環境問題に関心があり、EHSという病気があることは知っていましたが、どこか人ごとだと思っていました」。しかし、「今では携帯電話基地局が近くにある場所で、手術した部分を中心に頭への強い圧迫感を感じる」といいます。

手術した当初はこのような症状はありませんでしたが、半年が過ぎた頃、DVDやパソコンのそばで頭痛が起き、「EHSになったのではないか」と思うようになりました。その頃、居間の窓際に長年、這わせていたツタが枯れ、約三五〇m先のマンション屋上に携帯電話基地局が建っていることに気づきました。俊子さんはマンション七階に住んでおり、その基地局はちょうど目線の高さにあります。

電磁波対策と被曝基準の問題点

コンクリートの壁はある程度電波を遮蔽するので、マンションの場合は窓からの侵入を防げば被曝を削減できます。ただし、上・下階や隣戸などで無線ＬＡＮなどを使っていれば、シールドペンキを壁面や天井に塗るなどの対策が必要になることもあります。俊子さんは電波対策として基地局に面した窓にシールドクロスかけており、簡易測定器で測ってみると（エレクトロスモッグメーター使用、測定範囲五〇MHz～三・五GHz）、クロスの外では最大値で〇・〇五μW／㎠ありましたが、クロスの内側では〇・〇〇〇〇四μW／㎠で、九九・二％も削減していました。

また、俊子さんの夫のパソコンは、無線式キーボードとマウスを使っていて、電源オフ時は〇・〇〇〇〇一μW／㎠だったのに、電源を入れるとマウスからは〇・三μW／㎠という高い数値が出たので、有線式に換えることになりました。

総務省の指針では、携帯電話などで使われる二GHz帯について平均値で一〇〇〇μW／㎠まで認めていますが、二〇一二年に発表されたオーストリア医師会のガイドラインでは、四時間以上過ごす空間で〇・〇〇〇一μW／㎠を越えないことを正常としています。

電磁波に関する最新の知見を集めて、電磁波問題に精通した世界的に著名な研究者が分析を行なっているバイオイニシアティブ・ワーキンググループでは、二〇〇七年の勧告値が最大値で〇・一μW／㎠だったのに、二〇一二年版では〇・〇〇〇三～〇・〇〇〇六μW／㎠へ大幅に引き下げています

表４　壁面材料と反射係数の例（150MHz）

150MHzの無線周波数電磁波に対して、最も反射係数（反射率）が高いのは金属で、鉄筋コンクリートが続きます。なお、周波数によって反射係数は異なります。

材料	反射係数
金属板	1.0
鉄筋コンクリート（t=75mm）	0.7
無筋コンクリート（t=75mm）	0.5
気泡入りコンクリート（t=75mm 水分50%）	02 ～ 0.5
モルタル（t=75mm 水分50%）	0.3 ～ 0.5
透明ガラス（t=20mm）	0.03
磁器質タイル（t=20mm）	0.03

出典：日本建築学会『電磁環境と環境設計』

（一七〇ページ参照）。一方、総務省の指針は今から一八年前の一九九七年に発表されたものです。

無線機器の使用が日々増加し、全ての人が二四時間被曝し続けている現状を踏まえ、最新の研究を反映して被曝規制を見直すとともに、金属製インプラントが電磁波被曝でどんな影響を起こすのか、さらに研究をする必要がありそうです。

第四章　安全な住環境を求めて

～携帯電話基地局、メガソーラー発電の反対運動と裁判～

1　契約期間満了で携帯電話基地局を撤去

札幌市真駒内のＬマンション管理組合は、携帯電話基地局を撤去するために起こした裁判で敗訴したものの、事業者との契約を更新しないと決め、二〇一四年三月に基地局が撤去されました。

このマンションの屋上には、一九九八年にウィルコム、二〇〇四年にソフトバンク（当時はボーダフォン）の基地局が設置されました。その後、周辺住民は頭痛や不眠などの体調不良を起こすようになり、基地局の撤去を求める署名を集めてマンション管理組合に提出しました。

管理組合は周辺住民を対象にした説明会の開催を同社に求めましたが、拒否されました。管理組合は、同社との信頼関係が無くなったと考え、基地局の契約解除を決定しました。契約期間が一年だったウィルコムは二〇〇六年に撤去されましたが、ソフトバンクの契約期間は一〇年と長い上に、管理組合側の都合で解約できない契約内容でした。

電磁波のリスクを説明せず

管理組合は、賃貸借契約の無効と解除を求めて二〇〇七年に札幌地方裁判所へ提訴。電磁波に関する事前説明が不十分であったことや、民法六〇二条では建物の契約賃貸借は三年と定められており、一〇年の契約は無効だったと主張しました。

二〇〇九年に行なわれた証人尋問で、基地局の設置を請け負った下請け業者は、健康影響を指摘する論文が多数発表されていたことも、安全性を問う報道があったことも知らず、電磁波の基本的な知識もないことが明らかになりました。

管理組合側の市川守弘弁護士が下請け会社の担当者に、「なぜ、情報をもっと集めて説明しようと思わなかったのか」と尋ねると、「携帯電話の電磁波は安全だと思っているので興味はなかった」と答えています。続いて裁判長が「撤去を求める反対運動が起きているのは知っていたのか。説明する必要があるとは思わなかったのか」と尋ねると、「少しはあるのかと思ったが、（説明することは）考えなかった」という回答でした。

市川弁護士は、「廃棄物処理場の場合、国土交通省等の安全基準をクリアしていても、安全性や風評被害など、地域全体に与える影響を説明する義務があり、正しい知識に立って地権者が判断する」と指摘しています。基地局の場合も、事業者には同様の説明義務があるはずです。

札幌地裁は、管理組合は電磁波の安全性について議論があることを知った上で、国の基準から見れば安全だという認識で契約した、と判断し、また建物の賃借契約を三年と定めた民法六〇二条の規定は、摘要されないと判断し、管理組合側は敗訴しました。

住民は札幌高等裁判所に控訴しましたが、控訴審でも敗訴し、最高裁へ上告しましたが受理されず、二〇一一年に敗訴が確定していました。

契約から一〇年後に基地局撤去

マンション側は、賃借料として年間一〇〇万円の収入を得ていましたが、二〇一二年の総会で、現在の契約期間を終えたら契約を更新しないことを賛成多数で決定しました。あるマンション住民は、「調べれば調べる程、電磁波にはグレーな部分があることがわかったし、実際に健康被害も起きている。組合員の間には温度差もあったが、個人的には健康を最優先すべきだと考えました」。

深刻な症状に苦しんできた周辺住民は、「やっと安心して過ごせるようになるのは嬉しい。この地

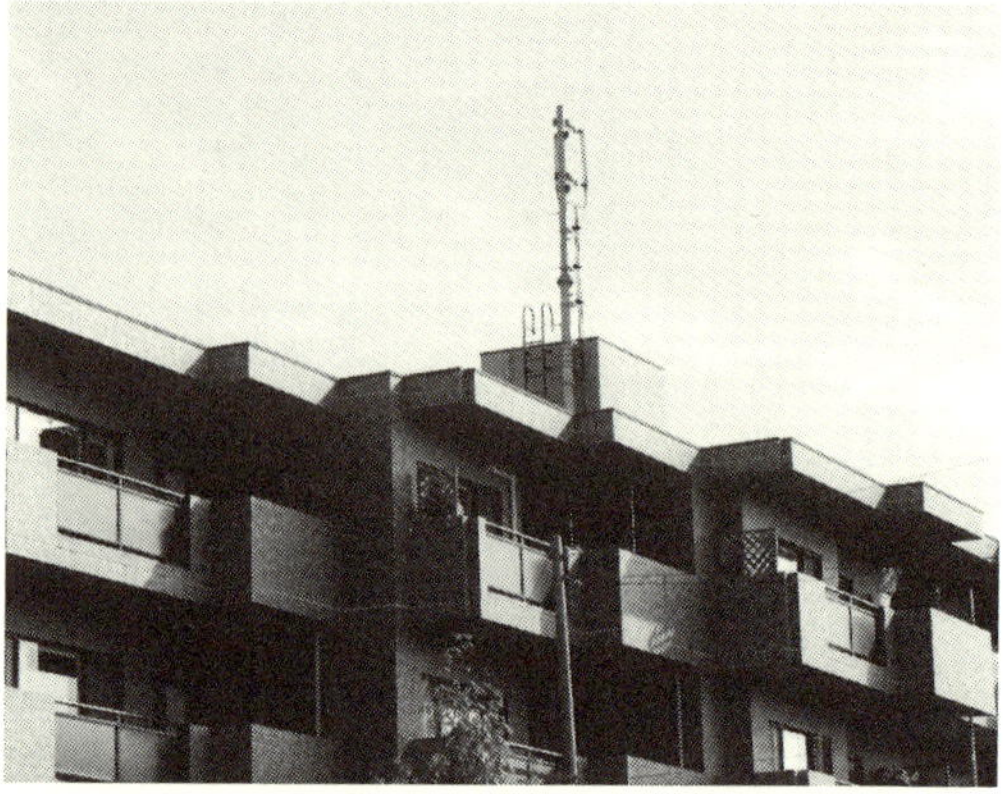

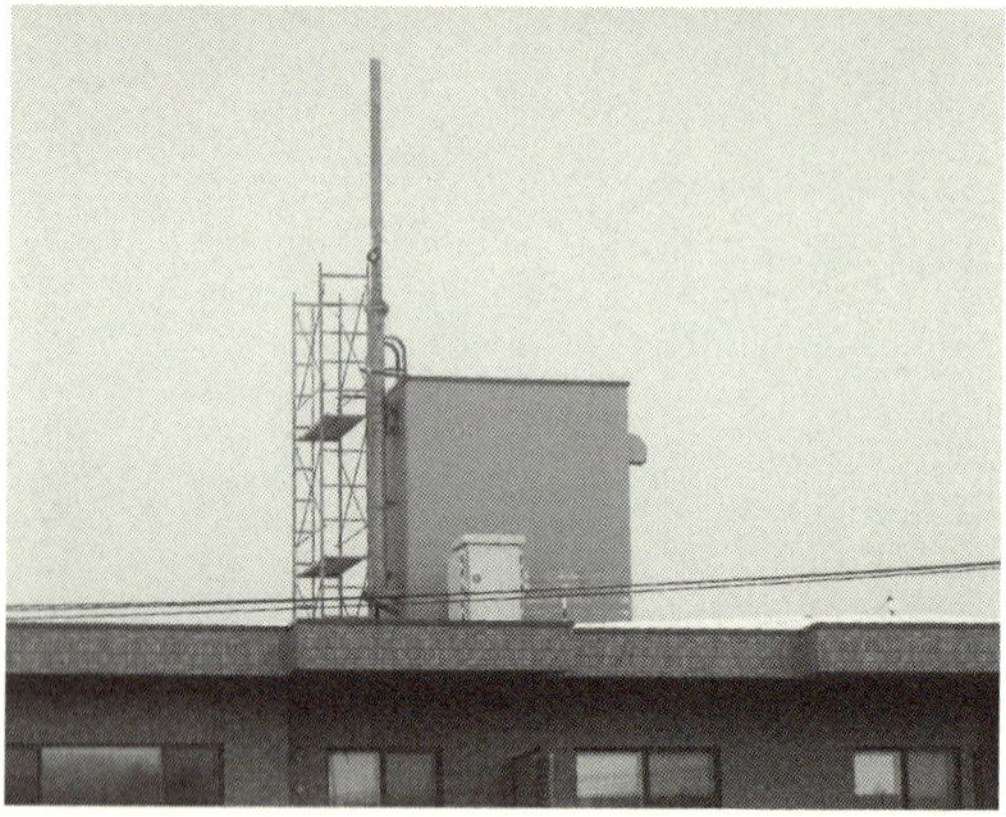

写真上は、Lマンションに建ったソフトバンク基地局。写真下はアンテナが撤去され支柱だけになった基地局の様子。

域にまた設置されないよう、町内会全体で注意していきたい」と言っています。

『週刊金曜日』二〇一四年三月二八日（№九八五）号に加筆

2　宮崎県延岡市で健康被害を受けた住民が提訴

宮崎県延岡市大貫町に建てられた第三世代携帯電話基地局の撤去を求めて、二〇〇九年一二月、健康被害を受けた住民がＫＤＤＩを宮崎地方裁判所延岡支部に提訴しました。原告団は基地局から四〇〇ｍ以内に住む住民三〇人で、そのほとんどが健康被害を受けています。

また、これまでの基地局裁判に関わってきた弁護士を中心に、総勢二六名の大弁護団が結成されました。

三階建ての住宅の屋上に設置された基地局の高さは五ｍ弱で、地上からの高さはわずか一五ｍ程度です。近隣の住宅では、窓を開けると同じ高さにアンテナが見えるところもあります。

会議出席者の間で同時に発生する耳鳴り

この基地局は、周辺住民が反対したにもかかわらず、二〇〇六年一〇月末から稼働し、二GHz帯の電磁波を照射しています。基地局から約四五ｍの場所で住居兼事務所を構えていた岡田澄太さんは、耳鳴りや肩甲骨周辺の筋肉痛などに悩まされるようになりました。

基地局から五ｍの場所で店舗を構えるＫさんは、アンテナに近い二階会議室で最も強く症状が現れ、耳鳴りが強まったり弱まったりするのですが、会議の出席者に確認すると同じタイミングで耳鳴りの強さが変化していることがわかりました。

住民は二〇〇七年二月、KDDIに依頼して電波を送信している状態と、停止した状態で測定を行ないました。岡田澄太さん宅の三階では四・四二八μW／㎠もの値が検出されたのです。停波時は〇・〇〇〇一四μW／㎠なので、稼働時には約三万倍も高い電磁波が発生していることになります。

欧州諸国には健康被害を防ぐため、予防原則に則って〇・〇〇〇一μW／㎠と、総務省の指針（二GHzに対して一〇〇〇μW／㎠）の一〇〇〇万分一にあたる低い値に規制を強めている国や自治体もあります。

延岡で測定された値は確かに防護指針内ですが、停波時より三万倍も高く、症状も現れているのに、「指針値以下だから安全」と言えるのでしょうか。

市の相談会では、稼働後に発症した住民が最多

延岡市が二〇〇七年一一月に健康相談会を行なうと、地域住民六〇人が訪れました。一般的な健康相談を除く相談者は四五人で、耳鳴り三一人（六八・九％）、肩こり一六人（三五・六％）、不眠一四人（三一・一％）などの症状を訴えました。これらは、各国で行なわれた基地局周辺の疫学調査でも報告されている症状です。

そのうち二二人（四八・九％）が二〇〇六年一〇〜一二月に自覚症状を感じ始めたと答えています。翌年一〜三月に感じ始めたのは八人（一七・八％）、四〜六月が七人（一五・六％）、七月以降が六人（一三・三％）で、基地局稼働後の二カ月間に体調不良が発生したと訴える住民が最も多いことがわか

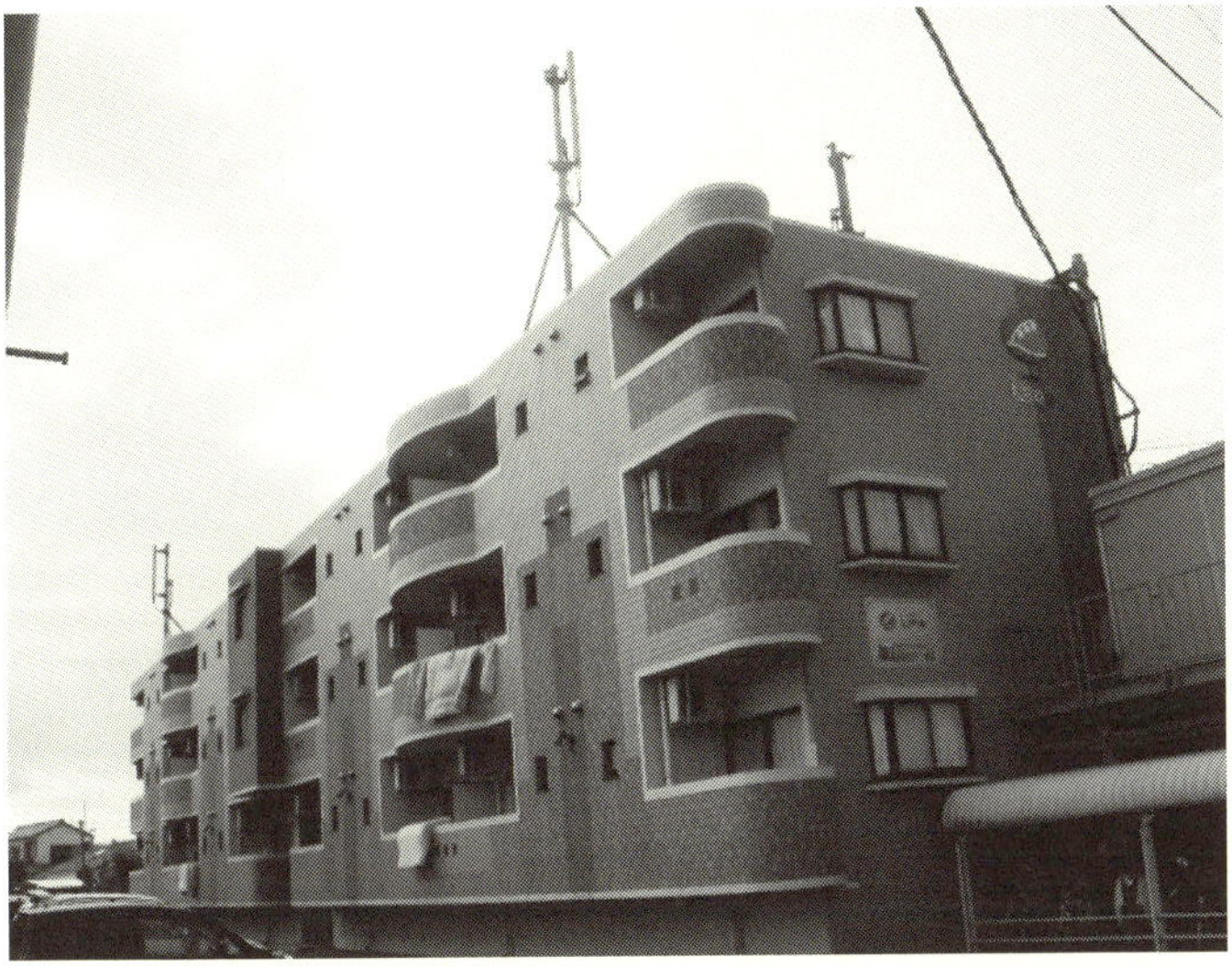

KDDI基地局が設置されたアパート。周辺には自宅兼店舗を構えている人が多いため、24時間被曝させられています。

りました。

さらに岡田澄太さんら三人の住民は、二〇〇八年に、化学物質や電磁波などによる環境病に詳しい北里研究所病院（東京）を受診し、耳鳴りなどの症状は精神的なものではなく身体的不調からくるもので、「電磁波による愁訴の出現の可能性が高い」と診断されました。

岡田さんは二〇〇七年八月、九州総合通信局に健康被害の実情を説明し救済を求めましたが、「耳鳴り、肩こりはアンテナが見えるストレスのせい」と一蹴され、岡田さんは「無知を装う無責任な対応に怒り、あきれた」そうです。

「住民の健康と財産を守り、子どもたちに安全な未来を引き継ぐためにも事態を変えたい」と岡田さんは考えています。

3　福岡高裁は一審、二審で住民の訴えを棄却

二〇一二年一〇月、宮崎地方裁判所延岡支部は、健康被害が多発したためにKDDI基地局の撤去を求めた住民の訴えを棄却する判決を下しました。訴訟は同年二月に結審しましたが、判決が出たのは八カ月後の一〇月一七日でした。結審から判決までこのように引き延ばされることは異例のことで、裁判官がどのような判断を下すのか注目されていました。

提訴してからも基地局は稼働を続け、住民の被曝は続き、耳鳴りや肩こり、不眠、頭痛などに苦しむ人が、日を追うごとに増えていました。住民が行なったアンケート調査では三〇〇m以内に住む一六二人が何らかの症状を訴えています。

体調不良は「不安感が影響」と訴えを棄却

ところが、「すがるような思いで提訴した」という原告住民の期待を裏切り、裁判官は住民の訴えを棄却しました。原告団長の岡田澄太さんによると、判決を聞いた住民の一人は「家で待つ母ちゃんに何と言えばいいの。今日で楽になるからね、と言って出てきたのに」とつぶやいたそうです。

裁判官は、基地局稼働後に健康被害を訴える住民が多数発生したことは認めたのですが、「直ちに、それが電磁波による健康被害だと認定することはできない」と判断しました。電磁波など何らかの有害な因子に曝されていると思うことが体調不良の引き金になる「ノセボ効果」の可能性を示した上で、「不安感が影響している可能性を否定しきれない」としたのです。

図12　KDDI基地局周辺の健康被害

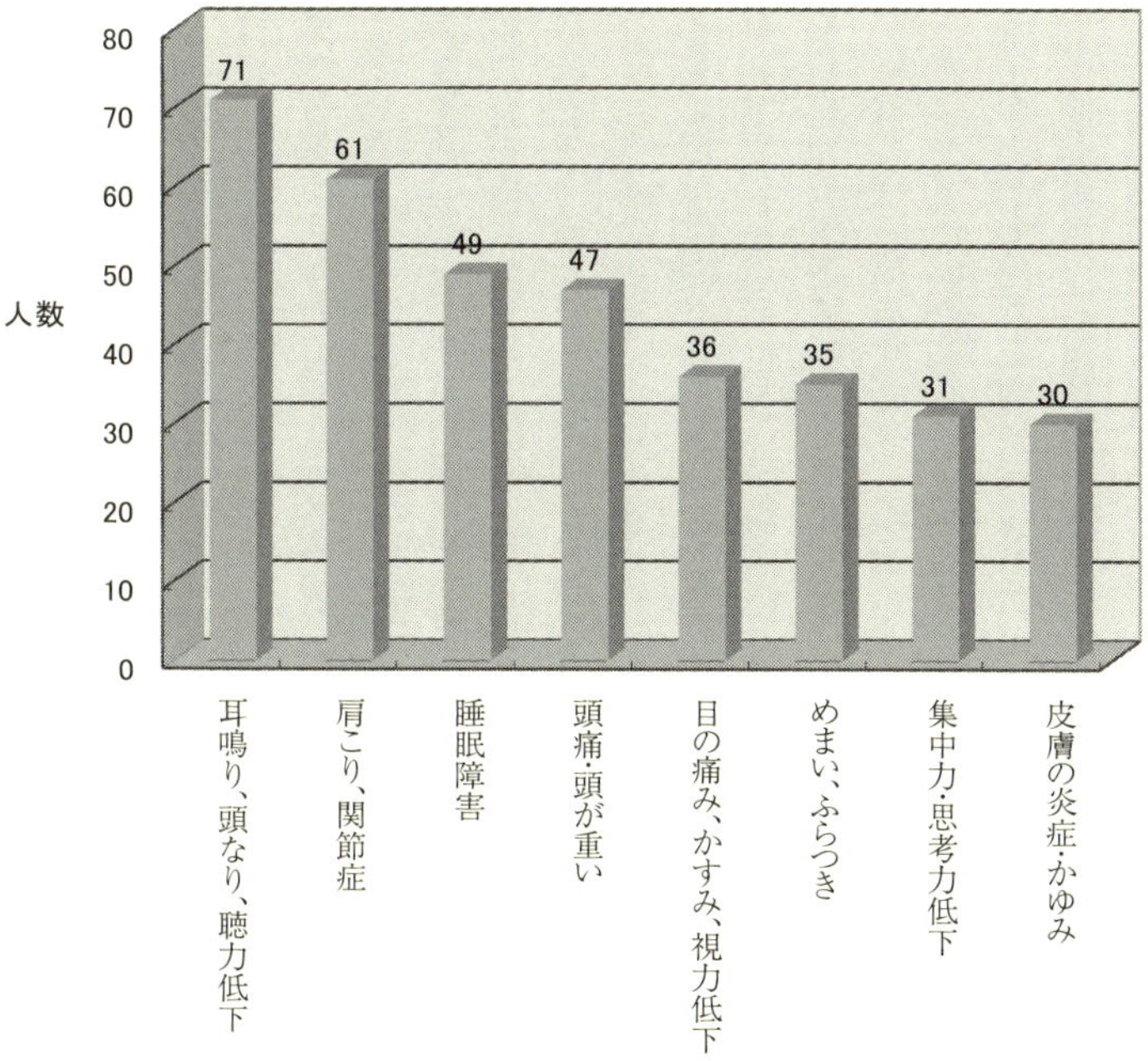

しかし、隣に基地局があるのを知らずに、二〇〇八年から鼻血や目眩《めまい》に悩まされていた住民もいます。転居後に裁判の新聞記事を読んで、「電磁波が原因だったのかもしれない」と思い、原告団に連絡してきたそうです。この住民が以前、住んでいたアパートでは、電磁波環境研究所の荻野晃也博士による測定で二〇μW／㎠が検出されています。

この住民の陳述書も提出されましたが、裁判官はこの件について何も触れていません。水俣病も、因果関係が認められるまで長い時間がかかりました。「不安のせいだ、気のせいだ」として退けるのは、被害を拡大させるだけです。

情報通信の推進に関わる機関がノセボ効果を主張

一審判決では住民の訴えを退ける根拠として、欧州科学技術評議会（COST）が、有害なものに曝されたという思い込みで体調不良が起きる「ノセボ効果」に言及していることを指摘し、被曝への不安感の影響で症状が起きている可能性を否定できないこと、確立した科学的・医学的知見がないこと、などをあげています。

COSTは、二〇一一年に発表した電磁波過敏症に関するファクトシートの中で、被曝削減が症状緩和に役立つという科学的根拠は無い、とまで言っています。このファクトシートはKDDIが裁判資料として提出したものですが、COSTは、情報通信技術やバイオサイエンス等の分野で新製品の開発を促進するために、欧州地域の科学研究費の調整を行なう機関です。電磁波過敏症を「思い込み」として片付けたいのでしょう。

COSTファクトシートは、電磁波過敏症発症者を被曝させる誘発実験では、大半の研究で電磁波が症状を起こすと確認されなかったことなどから、ノセボ効果を指摘しているのですが、それらの誘発実験の方法に問題があり、症状の誘発に失敗した可能性があります。

例えば、アメリカのLSU健康科学センターで、電磁波過敏症の医師を対象に行なった実験では、被曝開始から一〇〇秒以内に頭痛や脈が飛ぶなどの症状が再現されました。この実験を行なったマッカーシー博士らは、心理学的な影響を論理的に除いた状況下で、「統計学的に信頼できる身体反応を立証し」、「電磁波過敏症は、環境誘発性の神経学的症状として発生することが可能だ」と報告してい

ます。(Int. J. Neurosci. 2011; 121(12) 670-6)

原告らは直ちに福岡高裁宮崎支部へ控訴しました。岡田さんは、「電磁波という『見えないムチ』で日夜叩かれているようだ。控訴審では私たちの『助けて下さい』という思いが伝わることを固く信じています」と言っていました。

控訴審でも住民の訴えを認めず

二〇一四年一二月五日、福岡高等裁判所宮崎支部は、ＫＤＤＩ基地局稼働後に健康被害を受けた住民の控訴を棄却しました。

一審では基地局稼働後に症状が発生したことを認めましたが、控訴審判決では、正確な発症時期の判断には慎重な検討が必要だとした上で「健康被害と因果関係についての医学的及び科学的観点からの控訴人等の立証は不十分」と判断しました。住民はこの判決を不服とし、最高裁判所に上告する方針です。

控訴審で弁護団は、九州大学の吉富邦明教授(電磁波工学)が二〇一三年八月に基地局周辺で行なった電磁波測定結果を提出しました。最も高い数値が出たのは、原告の岡田澄太さん宅三階ベランダで、最大値で二二・〇二一μW/㎠、平均値で〇・九八三μW/㎠でした。携帯電話の電波(デジタル波)は一定ではなく、瞬間的に平均値の一〇〇倍くらい強い電波も出ます。これを最大値といいます。

二〇〇七年のＫＤＤＩ測定(八八ページ参照)では、最高でも四・四二八μW/㎠でしたが、これは一分間測定した電波の平均値を示したものです。ＫＤＤＩ側は、吉富教授の測定は二〇秒間であり、電波防護指針で定められた六分間測定ではないと批判しましたが、高裁は「（吉富教授の）測定結果は、信頼することができる」と判断しました。

マイクロ波ヒアリング効果

世界保健機関（ＷＨＯ）のファクトシート№２２６は、レーダーから発生するマイクロ波と健康被害について説明しています。二〇〇MHz〜六・五GHzのパルス波に被曝すると、カチカチ、ポンポンといった耳鳴りが聞こえる「マイクロ波ヒアリング効果」が発生し、「ストレスを生じさせるかもしれず、できるだけ回避されるべき」と警告しています。

　延岡の住民は、頭の中でセミの鳴くような音や、基地局から離れると音が小さくなる、といったマイクロ波ヒアリング効果の特徴に良く似た症状を訴えています。

　吉富教授によると、二二μW／cm²はマイクロ波ヒアリング効果がおきる閾値《しきいち》を大きく上回っています。また、マイクロ波ヒアリング効果は、電波の平均値ではなく、最大値に依存することもわかっていますから、実測された最大値が閾値を上回ったということは重要なポイントです。

　しかも、携帯電話や基地局、レーダー施設等から発生する無線周波数帯の電波は、二〇一一年に国際がん研究機関（ＩＡＲＣ）によって、ヒトにガンを起こす可能性があると認められています。しかし、裁判所は「携帯電話基地局の電波とマイクロ波ヒアリング効果の関連性を認めた報告がない」という理由で、認めませんでした。

　吉富教授は「ＫＤＤＩ基地局周辺では、ＷＨＯファクトシートで述べられたものによく似た現象

図13　高層階では被曝量が高くなる理由

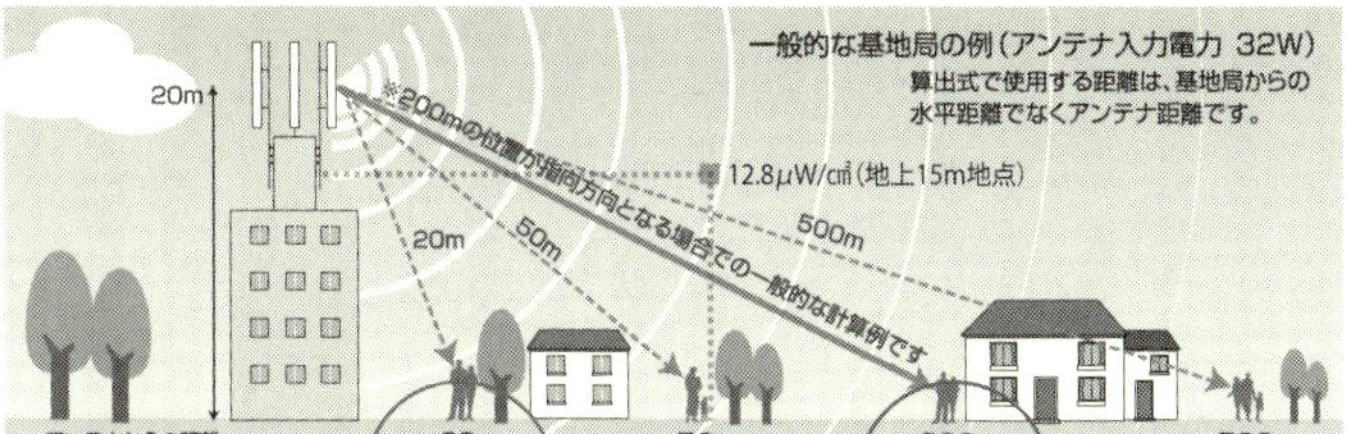

アンテナからの距離(m)	20	50	200	500
電力密度(mW/cm²)	0.0003	0.00006	0.0008	0.00001
基準値※の何倍	約1/2000	約1/10000	約1/1000	約1/60000

上図は総務省が基地局周辺の被曝量を説明したもので、50m先の地上では0.00006mW／㎠（0.06μW／㎠）になると書いていますが、あくまでも地表での場合。吉富教授によると「同じ50mの距離でも、地上から15mの場所では12.8μW／㎠になります」。最近は低い場所に設置される基地局も増えていますので注意が必要。なお、この図は900ＭＨｚの電波を想定しており、図内の「基準値」600μW／㎠ということです。
出典：総務省パンフレット「携帯電話基地局とわたしたちの暮らし」

が生じており、住民がこの症状で苦しんでいる。因果関係を全く認めないというのではなく、電波の出力を弱めるなど、疑われる原因を取り除く対策が必要ではないか」と、批判しています。

4　プラチナバンド開始と頻発する反対運動

第三・九世代携帯電話の普及に伴い、各地で携帯電話基地局の設置が進んでいます。東京都調布市では二〇一四年一月、道路を一本隔てた三階建てアパートの屋上にソフトバンクモバイルの基地局が設置され、向かいにあるマンション住民の有志が「調布市柴崎携帯基地局を考える会（以下、考える会）」を結成し、事業者や市への働きかけを行ないました。マンションの三階や四階からはアンテナが真正面に見え（九七ページ写真）、稼働されれば相当な被曝量が予想されていました。

東京都多摩市では二〇一四年四月、戸建て住宅に隣接する四階建てアパートの屋上にソフトバンク基地局が設置され、周辺住民の反対で工事が中止されていますが、この距離はわずか一〇mです。住宅は高台にあるので、基地局が正面に見える形です。

練馬区では二〇一三年一月、ワンルームマンション屋上にNTTドコモ基地局が設置されることがわかりました。周辺住民は設置反対の署名を集めてドコモと地権者に提出しましたが、ドコモは工事を強行。関東総合通信局や区にも働きかけ、八月にやっと説明会が開催されたものの、ドコモの今までの対応に質疑が集中し、基地局についての説明はほとんどありませんでした。その後、再度集めた一〇〇〇筆を越える署名も無視され、二〇一四年五月から稼働しています。周辺の住宅とは十数mしか離れておらず、耳鳴りなどの健康被害を訴える人も現れ、「基地局に近い二階に行くのは、ベランダに洗濯物を干す時だけ」という住民もいます。

急増する第三・九世代携帯基地局建設

これらの基地局の周波数帯を見ると、いずれも第三・九世代（3・9G）携帯電話基地局でした。3・9Gは、第三世代（3G）よりも高速で通信できるのが特徴で、各社とも3・9Gの運用を進めています。総務省の統計によると、二〇一〇年度から3Gと3・9Gの併設型基地局の設置が始まり、二〇一三年度末までに約二四万三〇〇〇件が設置されました。3・9G単独の基地局設置は二〇一一年度に始まり、二〇一三年度末までに約三万二〇〇〇件が設置されています。

プラチナバンドと呼ばれる七〇〇〜九〇〇MHz帯の運用も始まっています。ソフトバンクは二〇一二年七月から九〇〇MHz帯の運用を開始し、二〇一四年からは九〇〇MHz帯のLTE（3・9Gの通信方式。最近では4Gに含まれるという見方もある）も始まりました。ドコモ、KDDIは二〇一五年一月から、イーアクセスは同年一二月から七〇〇MHz帯でのLTEを開始する予定です。これらを運用するため、基地局はさらに増えるでしょう。

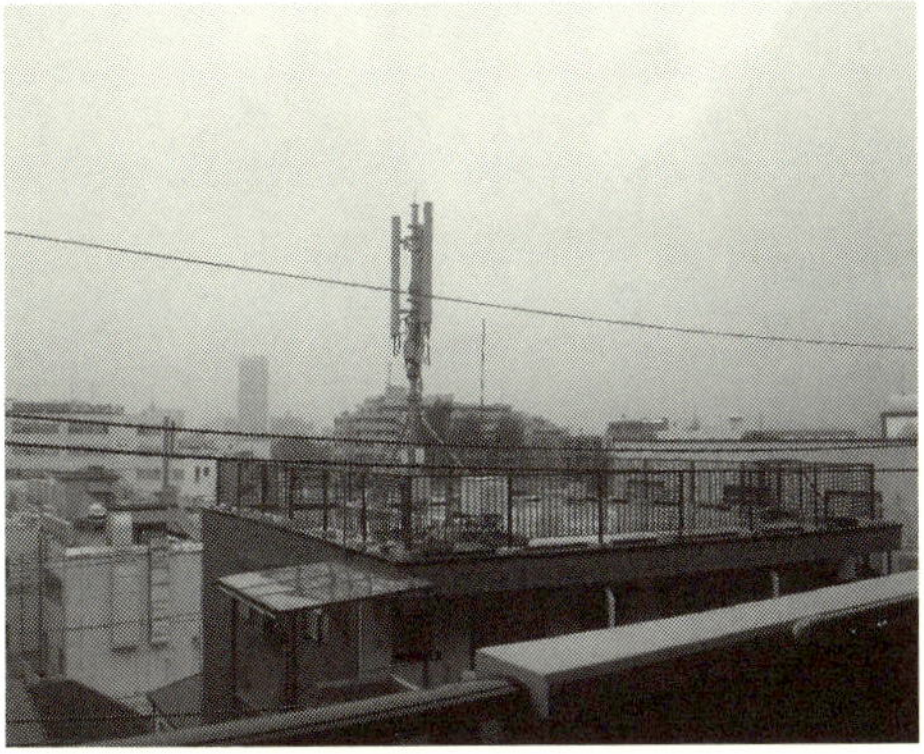

調布市の住宅地に建ったソフトバンクモバイルの基地局。地域住民の反対を受けて、2014年12月、地権者は基地局の撤去を決定し、2015年5月に撤去されました。

説明範囲を決めた内規がある？

他の地方で反対運動を起こした住民は「ソフトバンクの内規では、基地局の塔の高さと同じ範囲にいる地権者と、塔の高さ×二倍の範囲の住民には事前に設置計画を知らせる内規がある、と下請け業者に聞いた」そうです。このように説明され、建設計画が大きく変更になった地域もありますが、多摩市や調布市では周辺住民への説明はありませんでした。ソフトバンクに確認すると「具体的な説明範囲については回答を差し控える」ということでした。

「考える会」は二〇一四年六月の調布市議会に、基地局を設置する際の住民周知を求め、まちづくり条例の施行規則に基地局も含めることを検討してほしいと陳情し、全会一致で採択されました。市長選に向けて、基地局問題に関する公開質問状も候補者に送りました。

二〇一四年六月の多摩市議会では佐久間むつみ市議が基地局問題について質問し、紛争を防止し健康被害を防ぐ対策を求めました。同市には基地局が三九六基建っていますが（二〇一四年五月三日現在）、屋上に設置される基地局についての規制はありません。佐久間市議は「実態をみないで、『電波防護指針や建築基準法に基づいて行なわれているから健康被害はない』というのは原発と同じ。行政は市民の立場にたって調査をするのが大切だ」と厳しく追及しています。

6 市有地の基地局設置と市民の健康

ある日、突然、自分の家のそばに携帯電話基地局が建ってしまったら――そんな不安を抱えている人は少なくありません。そのため、神奈川県鎌倉市など各地で、携帯電話基地局を設置する際、事業者に事前説明を求める条例が制定されています。

北海道旭川市でも、高さ一〇m以上の基地局を設置する場合、高さ×二倍の範囲の住民に事前説明するよう、二〇〇九年九月に事業者へ要請をしています。しかし実際には、一〇m未満の基地局であることを理由に、周辺住民への説明がないまま、建てられるケースもあります。

旭川市議会議員の山城えりこさんは、このような基地局が、家の近くの道路敷地（市有地）に設置された住民から相談を受けていることを二〇一二年六月の市議会で伝え、「撤去を望む住民の声に、市としてどのように対応するのか」と質問しました。この基地局が建つ道路敷地は樹木が茂る緑地帯で（写真）、道路沿いには住宅が立ち並んでいます。
旭川市都市建築部は、撤去を望む住民がいる場合は「話を聞いて十分に状況を把握した上で設置者と協議する」と回答しました。

旭川市の賃借料は格安で契約期間も短い

山城さんの質問によって、市有地や市が管理する施設など一八カ所に三四基の基地局が設置され、借地料は合計で年間六万三四二〇円、契約期間は一～五年であることが明らかになりました（二〇一二年六月現在）。設置場所によって料金は異なりますが、最低で年一二〇〇円、最高でも六〇〇〇円でした。ちなみに問題の基地局の借地料は年間四〇八〇円で、契約期間は五年でした。

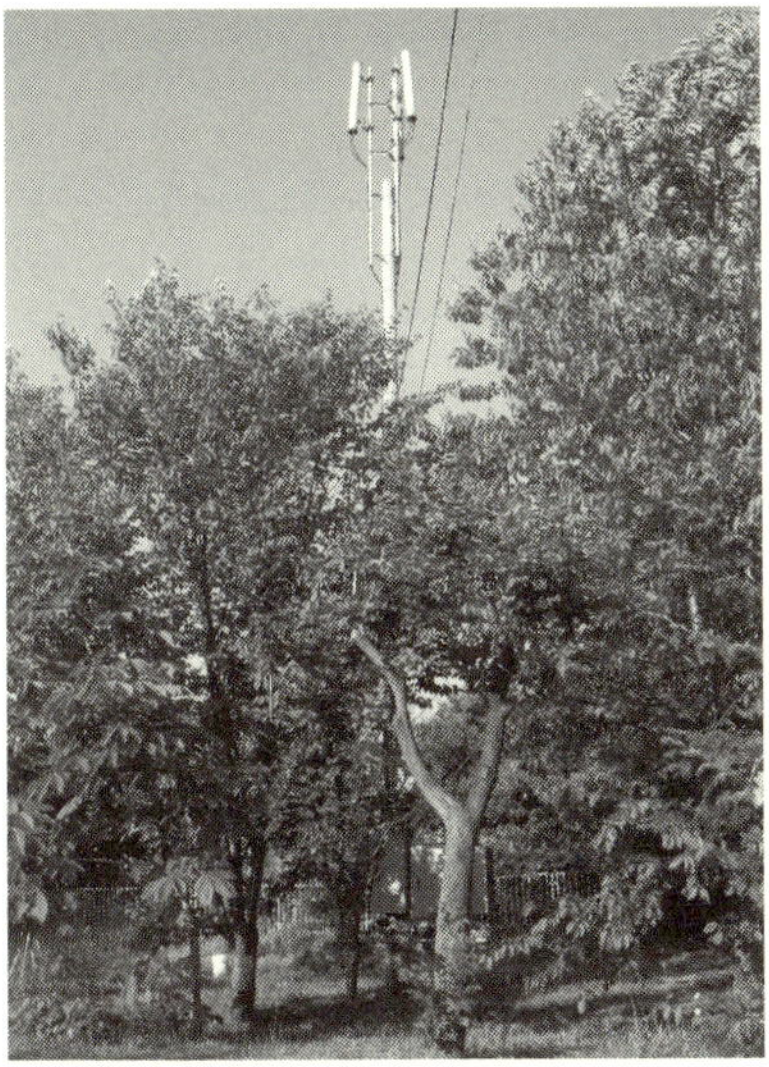

旭川市の市有地に建てられたイー・モバイルの携帯電話基地局。周囲には他にも基地局があり、住民への影響が心配です。

　基地局の契約期間は、民有地やマンションに設置される場合は通常一〇年間と長く、年間借地料も八〇～一〇〇万円なので、市有地の料金は格安です。

なぜ、こんなに安く、しかも短い期間で契約しているのでしょう？　旭川市総務課に尋ねたところ、地方自治法では、行政財産の用途や目的を妨げない範囲内で使用許可が認められ、基地局は「電気通信法に基づく公益事業」という理由で、設置が許可されてきたそうです。旭川市公有財産規則では、行政財産の使用許可の期間は通常一年以内で、最長で五年まで認められています。「借地料は使用料徴収条例に基づいて算定されている」ということで、借地料は自治体によって異なります。

市民を発ガンのリスクに曝してもいいのか？

国際がん研究機関（ＩＡＲＣ）は、無線周波数電磁波はガンを起こす可能性があると認めていますが、旭川市は「電磁波と健康被害との因果関係について明確になっていない」という立場です。発ガンの可能性がある電磁波発生源を公共施設や市有地に設置すれば、市民の健康を害することになります。行政が地権者なら、なおのこと周辺住民への説明責任を果たすべきです。

山城さんも、携帯電話基地局が自宅のそばに設置されてから、自身を含め家族全員が健康被害を受け、地権者に交渉して撤去してもらった経験があります。その他にも、住民の相談を受けて三基の基地局を撤去させてきました。

「基地局設置は、契約者の意志で決まるので、地権者に電磁波の危険性を伝え、理解してもらうことが大切」と山城さんは考えています。携帯電話基地局は契約期間が長く、地権者の都合では解除しにくい、一方的な契約内容になっていますが、山城さんの経験では「健康被害を理由にすると企業側は承諾し、違約金を求められた例はない」そうです。「地権者が健康への影響を知っていれば契約しなかったと訴えると、企業側は決まって『聞かれなかったから』と説明します。これは本当に無責任です」と山城さんは批判しています。

電磁波の健康影響を示す研究は増えています。行政は、住民の健康を守るために、予防原則に則って対応するべきです。

7　メガソーラー発電所の電磁場と反対運動

各地で自然エネルギーの導入が進み、プリンスホテルも全国の遊休地にメガソーラー発電所を設置する方針で、すでに宮崎県、静岡県で稼働したほか、北海道でも設置を計画しています。真駒内スキー場（札幌市）の跡地にも約四億一〇〇〇万円を投じて、発電容量一〇九〇kW規模（約三三〇世帯分）、年間発電売上げ四五三〇万円の発電施設を設置する計画です。二〇一三年一〇月には着工する予定でしたが、地域住民の反対で着工が遅れていました。

送電線からの磁場被曝が増加

地域住民が問題にしているのは、送電線や発電施設から発生する低周波磁場です。太陽光電池で発生した直流電流をパワーコンディショナー（ＰＣ）で交流に変換し、隣接する変圧器で六六〇〇Ｖに上げた後、電力会社の送電線に接続し電力を送ります。当初の計画では、ＰＣなどの電力設備は道

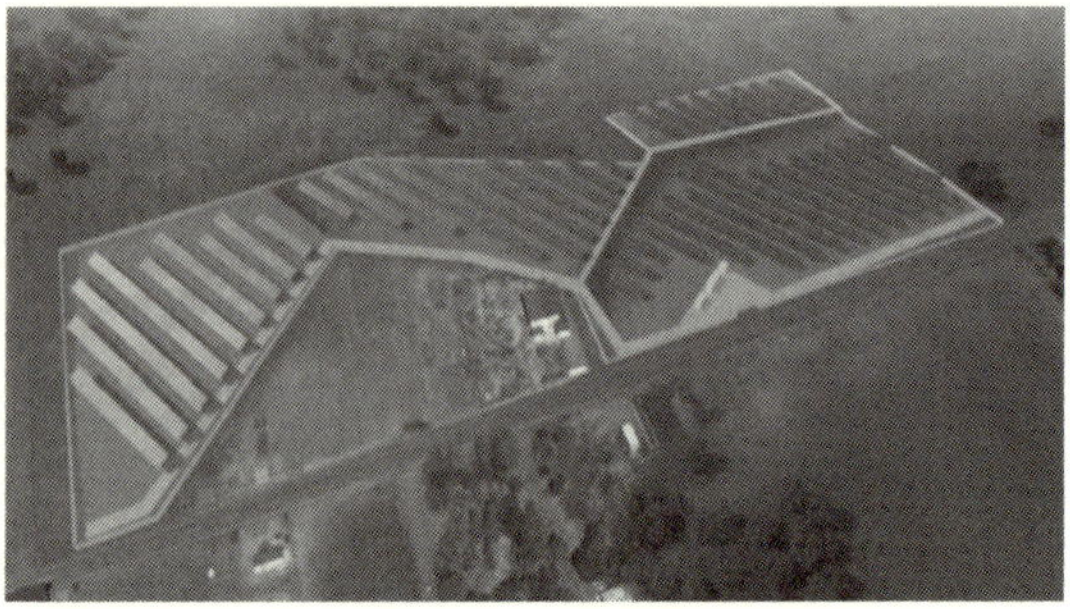

発電所の完成予想図。中央の建物は民家で、パネルとの最短距離は約22m。この家の住民は高さ1.8mの架台に乗った、高さ4mのソーラーパネルに囲まれることになります。（図出典：プリンスホテルのプレスリリース）

路から一〇mの場所に設置され、道路の磁場は一六mGと予測されていましたが、民家にも近かったため住民が反対し、道路から六五m離れた山側へ移設することになりました。

　予定地前に現在設置されている北海道電力の送電線の磁場は二・四mGと比較的高いのですが、発電所の電力を送る際に最大四・二mGの磁場が発生するので、稼働後は送電線の下で合計六・六mGの磁場被曝が予測されていました。

　同年四月下旬に、私が講師をした電磁波学習会には、偶然、地域住民とプリンスホテルの担当者も参加しました。「六・六mGは東京では一般的なレベル。二八mGの磁場が出るドライヤーより低く、人体への影響はない」というプリンスホテルに対し、予定地から約五〇mの場所に住む住民は、「安全とは思えないので反対している。近くには小学校もあり、送電線下の道路は通学路だ」と反論しました。

　その後、プリンスホテルは、発電した電力を既存送電線に接続する位置などを変更する方針を発表しました。これによって磁場は「近隣住民の方々へ影響を及ぼすものではない」としていますが、接続位置から先の磁場が高くなることに変りはありません。

二〇一四年五月下旬の平日昼頃に私が測定した際、発電所予定地前では二・五mG、道路を渡った地点で一・八mG、約一・八km先の小学校前で一・二mGありました（測定器ベル社製モデル４０８０使用、測定範囲二五Hz〜一kHz）。これは地上から一・五ｍの高さでの数値なので、道路沿の住宅の二階、三階ではもっと高くなるでしょう。

健康影響を考慮して環境対策と住民合意を

三〜四mGで小児白血病発症リスクが倍増し、脳腫瘍が一〇倍になると言う報告もあります。被曝量は、「強さ×時間」で算出されるので、日常的に利用する場所の磁場が高くなるとリスクも高まります。

日本の基準値は二〇〇〇mGですが、スイスでは一〇mGですし、オーストリア医師会は四時間以上過ごす場所での「正常値は〇・二mG以下」としています。世界保健機関（ＷＨＯ）は二〇〇一年に極低周波磁場を「発ガンの可能性がある」と分類し、二〇〇七年には「環境保健基準」を発表し、予防原則に則った対策を求めています。欧州諸国では、送電線周辺に新しい住宅地を建てない等の対策を取っています。

札幌近郊では、昨年から江別ノーザンフロンティア発電所（発電容量一五六〇kW）が稼働していますが、江別市のゴミ処理施設に隣接して設置され、周辺は農地です。ＰＣから一・五ｍの位置で〇・八mG、変圧器は四・六mG、電力会社の送電線への接続位置の下では一・七mGの磁場が発生していました。同発電所を運営する道東電機太陽光事業部は「設置する際は住宅地を避け、ＰＣを厚いコンテナに入れ、空調を内側に設置して騒音対策も実施。環境に負荷をかけないよう配慮している」といいます。自然エネルギーを導入するにしても、地域住民との合意形成や、環境や健康への配慮も必要です。

8　基地局のルールづくりで被害の防止を

福岡県太宰府では、市立東小学校の校舎から約一〇〇メートルの場所に、ＮＴＴドコモ基地局が設置されてから、児童や周辺住民の間で体調不良が発生していました。症状は「いらいらする」、「体がだるい」、「朝起きられない」など多様で、被曝量が最も高い三階で症状を訴える子どもが最多でした。

健康影響を懸念した保護者らは、「太宰府東小シールドの会」を結成し、基地局に面した北側の窓に、携帯電話電磁波を遮蔽するシールド・フィルムを設置する活動を始めました。

同会の保護者によると、「この小学校では、入学した一年生の間で鼻血が頻繁に出ていた。ある子どもは、教室で座った際に基地局側（北側）に面した耳に炎症があったが、シールド・フィルムを設置した後は耳鼻科検診でも異常が見られなくなった」といいます。シールド・フィルムは金属を蒸着《じょうちゃく》していて無線周波数電磁波を遮蔽しますが、光の透過率は五〇％なので外の景色も見えます。

『週刊金曜日』二〇一三年五月一七日（№九四三）号

九州大学の吉富邦明教授は、施行前の二〇一二年三月と施行後の二〇一三年四月にこの小学校で電磁波測定を行ない、体調不良者が多い三階の被曝量が最も高いことがわかりました。この結果は、同年六月に開催された日本臨床環境医学会学術集会で発表されています。

施工前の測定では、窓を開けた状態で二・一二μW／㎠、閉めた状態で一・二八μW／㎠でした。窓ガラスは普通のガラスでしたが、若干の遮蔽効果があったようです。しかし、施工後の測定では、開けた状態で一・〇八μW／㎠、窓を閉めると〇・一一μW／㎠と、大幅に減衰することがわかりました（スペクトルアナライザHP8592A、アンテナETS-LINDGREN MODEL3115使用）。

夏場は、廊下の窓と、廊下に面した教室側の窓を開けることになりますが、窓を互い違いにして基地局を直接見通せないようにすると、電力密度は〇・一五μW／㎠に下がりました。

基地局設置前に住民への情報公開を

二〇一四年三月、福岡県太宰府市議会で、「携帯電話基地局の設置に関する指導要綱」が採択され、同年四月から施行されることになりました。この要綱では、携帯電話やPHS、その他のデータ通信用の基地局を事業者が設置する際、住民に説明を行ない、要請があれば「必要に応じて」住民説明会を開催し、紛争防止に努めることを事業者に求めています。また、着工の二週間以上前に、予定地にA3版以上の大きさの看板を設置し、工事の概要を知らせるよう求めました。

これまでに他の自治体で制定された条例では、「高さ一五m以上の基地局」などと具体的な高さを明記して規制するものもありますが、高さ制限を設けると、事業者は条例の対象にならないように、

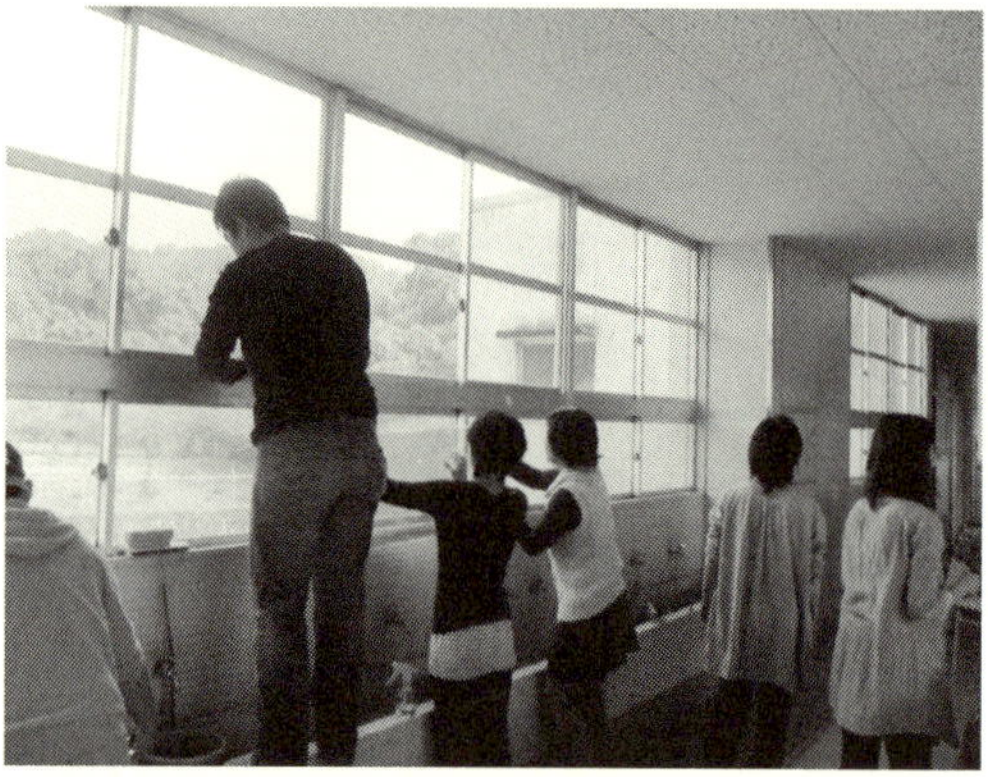

シールド・フィルムを設置する様子（写真提供／太宰府東小シールドの会）

記された高さよりも少しだけ低い基地局を建てようとします。

要綱の制定に深く関わった太宰府市議会議員の門田直樹さんは、「屋外の全ての無線基地局が対象になるよう、あえて高さ制限を設けなかった」と説明します。なお、同市のように高さ制限を設けていない規制としては、神奈川県鎌倉市や宮崎県小林市の条例があります。

条例制定までの長い道のり

太宰府市では携帯電話基地局の反対運動が相次ぎ、門田さんも九年前から住民の相談にのっており、条例の必要性を感じていました。

二〇一〇年には、前述した市立東小学校の側にＫＤＤＩ基地局を新設する計画が出ましたが、周辺住民や小学校に通う児童の保護者は、基地局の撤去や、条例制定を求める署名を集め、同年一二月に市議会へ請願しました。この請願は賛成多数で可決されたにもかかわらず、市は一年たっても条例案をつくろうとしませんでした。門田さんは条例案をまとめ、二〇一一年一二月議会に提出。賛成多数で可決されましたが、市長の反対で再議になり、廃案に追い込まれてしまいました。

しかし、門田さんが併せて提出した「携帯電話基地局調査研究特別委員会」を設置する案は採択されたので、この委員会で基地局問題や各地の条例の内容について検討を重ねてきました。「文案は市がつくったので、私が当初考えていたものよりも内容が緩やかになり、条例ではなく指導要綱という形になった」と門田さんはいいますが、明確なルールがあれば住民にとって大きな力になるでしょう。

「太宰府市は山が多いので、山の上に基地局を建てれば住民の被曝量は下がるだろうが、取り付け道路などをつくる費用がかかるせいか、事業者は住宅地に近いところに建てたがる。看板があればすぐにわかるので、住民が情報を共有しやすいのではないか」と門田さんは考えています。

9　基地局周辺の保育園で園児の鼻血が増加

宮崎県小林市のT保育園では三年前から、突然、大量の鼻血を出す子どもたちが増えました。そこで副園長のYさんは、二〇一三年六月から「鼻血表」を作り、園内や自宅で鼻血を出した子どもの記録をつけ始めました。同園の園児は三〜五歳児が三九人、〇〜二歳児が三七人ですが、六月は延べ一三人が鼻血を出し、七月は一八人でした。しかし、運動会の練習が増えた八月は二四人、運動会のあった九月は三五人になりました。一方、雨などで子どもを園庭に出さない日は、鼻血がでないこともわかってきました。「鼻血を出すのはほとんどが三〜五歳児で、一日に何度も出したり、三〇分止まらない子もいた」とYさんは言います。子どもは鼻血を出しやすいとはいえ、尋常な数とは思えません。保育園で観られた鼻血は昼寝の直後や遊んでいる時などに、どこかにぶつけたわけでもないのに、突然発生するそうです。園長のSさんは、「自宅周辺にも基地局があり、被曝時間が長い子どもに鼻血が多いようだ」と感じています。

ちなみに、沖縄県那覇市でもKDDI基地局が設置されたマンションで鼻血や頭痛等の症状が増えましたが、撤去後は大幅に減少したことが、新城哲治医師の調査で分かっています。

同園は給食にこだわり、できるだけ無添加、無農薬、国産食材でつくっています。もともと環境問題に関心のあったYさんは、「鼻血の原因は、七年前に五六m先のビル屋上に設置されたKDDI基地局が原因ではないか」と考え、同社に測定を依頼し、地権者にもアンテナ撤去の相談をしました。保育園から約一二〇m先にあるNTTビルの屋上にはNTTドコモの基地局も設置されています。二〇一三年七月には、近隣の幼稚園にも呼びかけ、基地局を撤去移設するようドコモとKDDIに要望書を送りました。

ところがドコモは、携帯電話基地局から発生する電波は「老若男女を問わず十分ご安心いただける」として、撤去移設には応じられないと回答。KDDIも要望には応じないと答え、地権者からも契約を中途解約したいという相談があったが拒否したことも知らせてきました。

専門家の測定で被曝量が判明

KDDIは二〇一三年七月に測定を行ない、基地局が設置されたビル屋上で電力密度（一定の面積を通過するエネルギーの量を示す単位）は〇・〇四五μW／㎠、保育園玄関前で〇・〇一七μW／㎠と報告してきました。

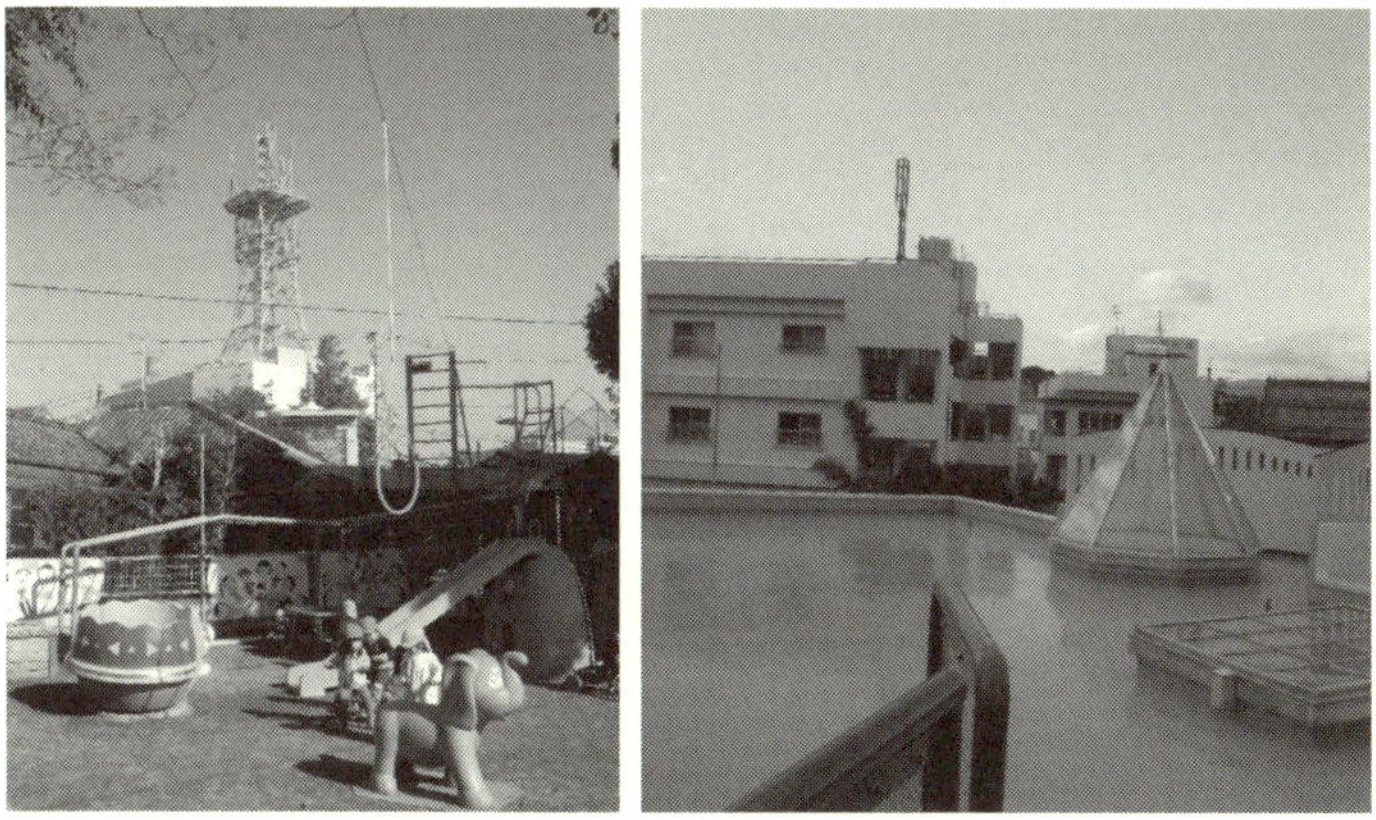

T保育園の園庭から見たドコモ基地局と屋上から見たＫＤＤＩ基地局

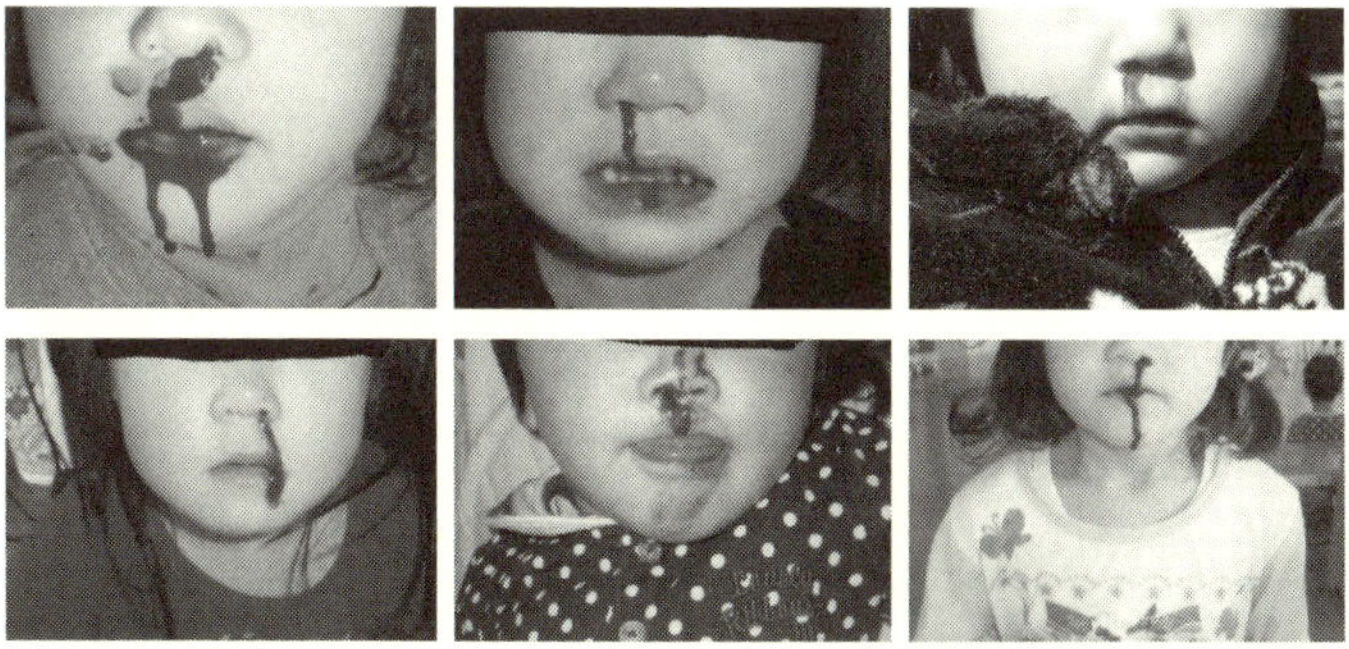

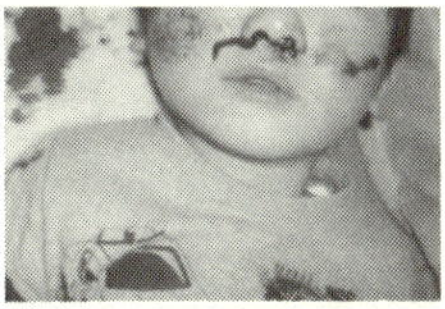

T保育園で観察された鼻血は、原因不明で突然発生し、量も多い(提供：T保育園、撮影：筆者)。

この結果を受けてSさんは、九州大学日本エジプト科学技術連携センター教授で電磁波理論が専門の吉富邦明さんに相談しました。同年九月に吉富さんが測定すると、保育園の屋上では最大値で一七・六μW／㎠、園庭中央で八・五二μW／㎠、玄関前で二・三四μW／㎠という値が出ました。オーストリア医師会は、最大値が〇・〇〇〇一μW／㎠以下なら「正常値」としていますから屋上は約一七万倍も高いことになります。

両者の測定結果が違う原因として吉富さんは、次のように説明しています。「デジタル波は一〇〇万分の一秒単位で制御され、瞬間的に平均値の一〇〇倍くらいの電波を出す。私は刻々と変わる信号（電波）を一定時間測定して最大値と平均値を出しているが、KDDIが使う測定器・スペクトルアナライザは瞬間的なピーク（最大値）を測定できず、激しく変動する信号の測定には向いていない」。

しかも「このKDDI基地局の出力は六〇Wと通常の二倍以上で、測定された電波のほとんどがKDDIから発生していた。屋上では一七・六μW／㎠もあったが、〇・一〜〇・〇一μW／㎠でも通信可能という研究もあり、出力をもっと抑えられるはずだ」といいます。

保育園の屋上にはプールがありましたが、数値が高かったため、撤去して地上に移されました。また、基地局に面した窓に電磁波を遮蔽するシールドフィルムを貼るなどの遮蔽工事をして、屋内の電磁波は削減できました。しかし、庭で遊ばせると鼻血が出るので、Sさんらは園庭の対策に頭を悩ませています。

園長のSさんは、「これは私たちだけの問題ではない。電磁波の危険性を広く知ってもらうことが大切だ」と話しています。

日本初の疫学調査を実施

二〇一三年一一月、九州大学が中心となって電磁波過敏症の治療に取り組む医師を含む研究チームが発足し、基地局周辺の保育園で疫学調査が行なわれました。専門家による携帯電話基地局周辺の疫学調査は日本初で、子どもへの影響に焦点を当てた調査は世界的にも珍しいものです。

前述のT保育園も含む、宮崎県と鹿児島県の七つの保育園と幼稚園でアンケート調査を実施し、二〇一四年六月の日本臨床環境医学会で中間報告が発表されました。調査したのは、子どもの健康状態と保育園や自宅の環境（携帯電話基地局との距離や電波を発生させる機器の使用状況、化学物質の曝露状況など）で、三四九通の回答がありました。中間報告では四～五歳時の回答（一四八通）の分析結果が発表されました。このうち、自宅が基地局から三〇〇m未満なのは二〇人、三〇〇m以上が四六人、不明が八二人でした。

自宅が基地局から三〇〇m未満の園児は、「ふらふらする」「胸が苦しいという」などの症状が統計学的に有意に多いという結果がでました。とくに顕著なのは「肩などを痛がる」で、三〇〇m以上の園児のオッズ比（ある因子との関連性を示す指標。一なら関連性はないが、一から離れるほど関連性が大きい）は、六・二倍、「夜中に目を覚ます」は三・〇倍でした。この研究チームでは、〇～三歳児のグループや他の要因に関する分析も進め、論文を発表する予定です。

調査にかかわった国立病院機構盛岡病院の副院長で、化学物質過敏症・環境アレルギー外来を担当する医師、水城まさみさんは「化学物質過敏症（CS）患者さんの三〇～四〇％は電磁波にも反応するようだ。柔軟剤の香料が原因でCSを発症し、基地局周辺で見られる症状を訴える子どももいる。原因を把握するには、お子さんの行動や症状を記録してくれると大変役立つ」といいます。

もしも、子どもの健康に不安がある場合、基地局の位置や、子どもの携帯電話やゲームの使用状況の記録をつけてみてはどうでしょう。記録を取ることで、電磁波被曝と症状の関連性が見えて来るかもしれません。

基地局の事前説明を求める条例制定

T保育園の保護者らは、「電磁波問題を考える小林市民の会」を結成し、小林市への働きかけを始めました。携帯電話基地局を設置する前に住民説明会を開催することなどを定めた条例を制定するよう陳情し、約二四〇〇筆の署名を添えて二〇一四年二月に市へ提出しました。

この陳情は同年六月議会で、全会一致で可決され、条例の制定が決まりました。市が作成した条例案は、同年一二月議会で圧倒的賛成多数で可決され、二〇一五年四月から「携帯電話等中継基地局の設置または改造に関わる紛争の予防と調査に関わる条例」が施行されることになりました。

この条例によって事業者は、着工の六〇日前までに市へ計画書を届け出ることになり、近隣住民へ知らせるために工事計画の概要を記した看板を予定地に設置しなければいけません。また、近隣住民に「説明を行なうとともにその意見を聞き、良好な関係を損なわないよう努めなければならない」「説明会開催を求められたときは、これに応えるよう努めなければならない」としています。

一方、ドコモは二〇一四年一一月、NTTビル屋上のアンテナの取り替え工事を行なっています。

T保育園には連絡がなく、住民が屋上の作業風景を見なければ、工事そのものに気づかなかったでしょう。ドコモに確認したところ、周波数一・五GHz（LTE対応）のアンテナを設置したといわれたそうです。

携帯電話事業者が条例に従うのであれば、条例施行後は、このような無断での変更工事もできなくなるでしょう。ただし、条例には罰則規定がないので、無視しても罰せられることはありません。

各自治体で条例を制定するのは一定の効果がありますが、国レベルでの法規制も必要です。

『週刊金曜日』二〇一四年九月一九日（No.一〇〇八）号と二〇一五年一月九日（No.一〇二二）号で発表した原稿に加筆

コラム　携帯電話基地局周辺でホルモン分泌に変化

携帯電話や基地局からの電磁波に被曝すると、被曝期間が長くなるにつれてホルモンの分泌量が影響を受けるという研究が、2011年12月、学術誌『ケミカル・バイオケミスティ』に発表されました。調査したのは、エジプト国立調査センター医療調査局のエスカンダー博士らです。

この研究では、携帯電話ユーザー82人と、基地局から20～500m以内に住む34人を対象に6年間の追跡調査を行ない、定期的に血液を採取してホルモンを分析しました。

被曝していない対照群と比べると、被曝した人たちは副腎皮質刺激ホルモンのACTHや副腎でつくられるコルチゾールが有意に減少しました。基地局から500m以内に6年間住む人たちは、ACTHとコルチゾールレベルの減少率がもっとも高かったのです。

しかも、このエリアに住む若い女性（14～22歳）は、生殖に関わるプロラクチンが減少し、被曝期間が増えると減少率が高くなりました。携帯電話か基地局の電磁波に被曝した若い男性と成人男性は、生殖に関わるテストステロンがゆるやかに減少しました。

エスカンダー博士は「長期被曝の影響について人々の認識を高めるために政策決定者や健康ケア担当官、医療関係者のさらに大きな関与が必要だ」と述べています。電磁波被曝は不妊にも影響を与えているのかもしれませんね。

第五章　交通機関の電磁波問題

～受動被曝を避けるために～

1　乗客を「発ガンリスク」に曝す交通機関

電磁波過敏症の発症者にとって、交通機関で使われる携帯電話は、安全な移動を妨げる「見えないバリア」です。

筆者らが電磁波過敏症発症者を対象に二〇〇九年に行なった調査では、車内の携帯電話で回答者の六五％が体調不良を経験し、一二％は交通機関を全く利用できないと答えています（Kato and Johansson, Pathophysiology,2012,vol.19, 95-100）。

ほとんどの交通機関では、心臓ペースメーカー装着者に配慮し、優先席付近では携帯電話の電源を切るようアナウンスされていますが、携帯電話の使用を巡るトラブルは各地で発生しています。

二〇一二年五月にはＪＲ東日本の車内で携帯電話の使用を巡って口論した乗客二人が、亀有駅（東京都）で下車した後、一方の乗客がエスカレーターの上から相手を突き落として重傷を負わせ、後に逮捕される事件も起きました（日本経済新聞電子版二〇一二年九月二八日）。

二〇一二年八月四日、札幌市営地下鉄車内でも、携帯電話の使用を巡って乗客同士のトラブルが発生し、地下鉄が二二分間止まり、約五七〇〇人に影響が出ました。

札幌市交通局によると、携帯電話を巡るトラブルは、二〇一一年度はこれが二件目。交通局によると「高齢者が携帯電話使用を注意しても、無視されたり言い返されたりすることが原因でトラブルになることが多い」そうです。

携帯電話をめぐるトラブルと電磁場

札幌市交通局は、二〇〇〇年に車内での携帯電話の使用を一律で禁止し、二〇〇二年には改札内に基地局を新設しないことを決めていました。しかし、二〇〇九年四月に優先席付近のみ電源オフにルールを変更し、基地局新設も認めました。この際、電磁波過敏症の患者会や心臓ペースメーカー装着者の会が、市議会に陳情して見直しを求めましたが、ルール変更は強行されました。

札幌市営交通局によると、ルール変更以降、地下鉄駅構内やバスターミナルなどに携帯電話基地局や無線LANアクセスポイントが設置されるようになり、二〇一五年三月三日現在で、携帯電話基地局が六二八カ所、無線LANアクセスポイントが四三〇カ所設置されています（二〇一五年三月三日現在）。

また、これらの設置によって事業者からの使用料として、二〇一三年度には二億九五六万円の使用料を得ています。使用料は大きな収入源のようですが、携帯電話や基地局から発生する電波は、国際がん研究機関（IARC）によって「発ガン性の可能性がある」と認められています。乗客を発ガンリスクに曝すのではなく、予防原則の立場から対策をするべきです。

私は乗客が比較的少ない平日の午後、車内で無線周波数電磁波を測定しました。駅を出発して間もなく、電場が一V／m（電力密度で約〇・二七μW／㎠）を超えた後、トンネルでは次第に弱くなって〇・〇一V／m（〇・〇〇〇〇二）程度まで下がり、次の駅に到着する寸前にまた高くなり、なかには一・九V／m（〇・九六μW／㎠）に達した駅もありました。平日夜一〇時頃の測定では、昼間より人が

表5　札幌市営地下鉄での電力密度の変化

エレクトロスモッグメーター（測定範囲50MHz ～ 3.5GHz）で電場を測定し、電力密度に換算しました。

測定場所	電力密度（μW/㎠）
日中：出発直後	0.27
トンネル内	0.00002
到着前	0.96
夜間：到着前	1.4
トンネル内	0.0001 ～ 0.009
地下コンコース	0.448
バスターミナル	3.25
参考：オーストリア医師会	0.0001

表6　地下鉄の車内トラブル

札幌市営地下鉄では携帯電話の使用規制が2009年に緩和されてから車内トラブルが起きています。これ以外にも、交通局が把握していないトラブルがある可能性があります。

年度	発生件数
2009	4
2010	9
2011	8
2012	4
2013	8
2014＊	0

＊2015年3月2日現在

多かったせいか、最大で二・三V／m（二・四〇μW／㎠）になり、トンネル内で〇・〇二〜〇・〇六V／m（〇・〇〇〇一〜〇・〇〇九μW／㎠）を推移し、日中より活発に送受信が行なわれている様子が伺えました（エレクトロスモッグメーター使用、測定範囲五〇MHz〜三・五GHz）。

交通局に尋ねると、「ホームの端に基地局が設置されているので、出発後と到着前に数値が上がるのだろう」ということでした。

また、バスターミナルの待合室で測ると三・五V／m（三・二五μW／㎠）、という値が検出されました。

「インフラ整備」に補助金

東京都営地下鉄や東京メトロ、大阪市交通局などは、トンネル内でも携帯電話でネットやメールを利用できるよう、基地局の設置を認めていますが、トンネル内の基地局設置によって、乗客は常に強い電磁場に曝されることになります。通信事業者が結成した社団法人移動通信基盤整備協会は、国の補助を受けて全国の地下鉄、地下街、トンネル内などの通信インフラ整備を推進しています。

欧州評議会（ＣｏＥ）は、無線周波数電磁波の被曝基準を〇・一μW／㎠にするよう勧告しており、オーストリア医師会がまとめたガイドラインでは、正常範囲を〇・〇〇〇一μW／㎠以下としています。札幌の地下鉄や無線ＬＡＮサービスエリアで測定された値は、総務省の電波防護指針（周波数帯二GHzについて一〇〇〇μW／㎠）以内ですが、これらの基準からすれば遥かに高いのです。

国の補助金によって基地局が整備され、乗客が電磁波に曝されている状況も問題です。利便性と経済性のために、誰かを犠牲にするのは原発問題に良く似ています。

2　過敏症でも安全に飛行機を利用したい

電磁波過敏症は、携帯電話などの電磁波で体調を崩す病気ですが、仕事や専門病院を受診するために、長距離の移動が必要な場合もあります。私も講演会や取材などで良く飛行機を利用しますが、何度か空港で倒れたこともあります。

二〇一三年に学会発表のため出張した際は、予定していた便が欠航になり、搭乗受付カウンター前には振替手続きを待つ乗客の長い列ができました。私は、電磁波の影響を受けたのか、動悸がして立っているのも苦しくなりました。

近くで携帯電話を使っている方に、「電磁波過敏症なので、電源を切ってもらえませんか」とお願いしていましたが、ある男性には、「そんな病気はない。どこの病院で診断されたのか」と拒否されました。心身ともに限界に来ていたせいもあって、ついカッとなり、「どうして分かってくれないんですか」と大声を出してしまいました。今思えばその方も予定した便に乗れなくなって焦っていたのだと思いますが、私も心身の余裕が無くなる前に空港の係員に助けを求めるべきだったと反省しています。

その後、航空会社の方に体調不良を伝え、救護室で休ませてもらうことができました。自分でホテルを探すことができないほど症状が出ていたのですが、航空会社の方が、電磁波と化学物質の少ない（屋上や客室フロアに基地局がなく、最近改築していない）ホテルを手配してくれました。翌朝空港へ行くと、登場時間が近づくまで救護室で休ませてくれた上に、乗客の携帯電話電磁波に曝されないよう、客室乗務員用の保安検査ゲートを使わせてくれるなど、きめ細やかな対応をしてもらいました。

航空会社の対応は？

この経験を踏まえ、発症者が安全に旅をするにはどうしたらいいか、全日空（ＡＮＡ）と日本航空（ＪＡＬ）に質問をしました。両社とも病気や障害のある人のサポートをする窓口があるので、当日に

表7　電磁波過敏症・電磁波問題に関するANAとJALの対応

両社とも機内ＷｉＦｉの導入を実施または計画しているのは大変残念です。発症者がもっと声を上げ、窮状を広く訴えていく必要があります。

	ANA	JAL
電磁波過敏症発症者の相談窓口は？	ANAおからだの不自由な方の相談デスク（電話0120-029-377）へ。それぞれの事情に応じた対応を一緒に考えたいので、なるべく早めに連絡を。	JALプライオリティ・ゲストセンター（電話0120-747-707）へ予約後に相談を。体調の悪い乗客を支援する「スマイルサポートカウンター」を全国8空港に設置
電源オフエリアの設置は？	空港は、空港運営会社からの賃貸で、他の航空会社との共有空間。現時点で独自に設けるのは困難	空港施設は空港運営会社が管理。独自の対応は困難。
機内WiFiの導入予定は？	国際線：2014年4月から提供 国内線：2015年度内に開始予定	国際線：一部路線で提供中 国内線：2014年7月に導入

申し出るのではなく、事前に相談するよう勧められました（上表参照）。早めに要望を伝えれば、各部門と調整してくれるそうです。

保安検査場のゲートについてＡＮＡは、「空港・検査場係員へ知らせれば配慮は可能だが、空港によっては優先レーンのような別ルートが無い場合もあるので事前に確認を」とのこと。

ＪＡＬは「周囲のお客様の携帯電話の使用については制限自体が難しく対応に限界があるが、機内では、要望があった場合、通話やメールができる時でも、隣席のお客様に携帯電話の使用を控えていただくよう客室乗務員がお願いしている」そうです。

空港内の電磁場は

なお、私が倒れた空港の搭乗受付カウンター前で、振替便に乗る前に測定すると〇・〇六μW／㎠ありました（エレクトロスモッグメーター使用、五〇MHz～三・五GHz)。フロアの隅では〇・〇〇一μW／㎠だったので、カウンター前はとくに高いようです。ＡＮＡとＪＡＬによると、カウンター付近には係員が利用するトランシーバーの他、航空機と連絡をとるための無線局や携帯電話基地局が設置されている場合もあるそうで、それらが被曝量を高くしているようです。

倒れた時は携帯電話を持った乗客が大勢いたので、電磁場はもっと強かった可能性もあります。環境中の電磁場が強ければ、電磁波過敏症の人は体調が悪化します。携帯電話を利用する人が増えれば、空間の電磁場も増加します（右ページのグラフ参照）。タバコの分煙のように、電源オフエリアが必要です。

一方、サービスを充実させるために、機内にＷ·ｉＦ·ｉを導入する計画が進んでいるほか、空港内にもＷ·ｉＦ·ｉや携帯電話の基地局を設置しているそうです。しかし、これらの設備から発する電磁波は国際がん研究機関（ＩＡＲＣ）が「発ガン性の可能性がある」と認定した無線周波数電磁波で、利便性と引き換えに乗客や乗務員・空港係員の健康を危険に曝すことになります。危険でも電波を利用したい人もいるでしょうが、避けたいと考えている人を強制的に被曝させるべきではないでしょう。

3　空港の電磁波対策は可能なのか？

電磁波過敏症（ＥＨＳ）発症者への対応を航空会社に取材した際、「空港施設については空港運営会社へ確認してほしい」と言われたので、二〇一三年度に乗客数が多かった上位一〇空港（羽田空港国内

図14　空港の搭乗待合室での電力密度の変化

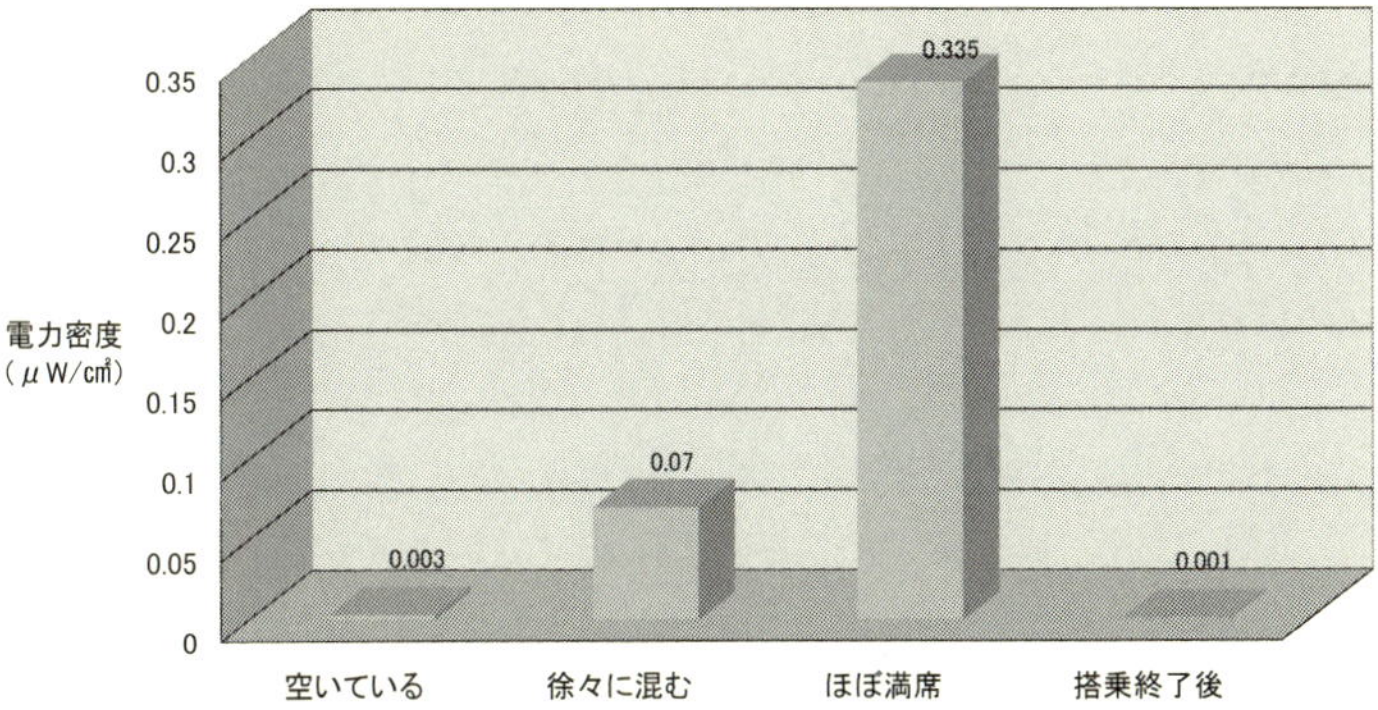

以前、羽田空港の搭乗ゲート前の待合席で測ると、周囲に人がいない状態では0.003μW／㎠程度だったのに、搭乗時間が近づいて混んでくると0.335μW／㎠と、約100倍に増え、人がいなくなると0.001μW／㎠に下がりました（エレクトロスモッグメーター使用、測定範囲50MHz～3.5GHz）。優先席だけでは「受動被曝」を避けられません。

線・国際線、成田国際、新千歳、福岡、関西国際、那覇、伊丹、中部国際、鹿児島、熊本空港）の運営会社に質問をしました。取材時（二〇一四年）、那覇空港は、「国際線開設のため取材対応が困難」ということでしたが、他の一〇社からは回答をいただくことができました（羽田空港は国際線と国内線で運営会社が異なる）。

携帯電話基地局や無線ＬＡＮなどから発生する無線周波数電磁場は、世界保健機関（ＷＨＯ）の国際がん研究機関（ＩＡＲＣ）によって「発ガンの可能性がある」と認められていますし、ＥＨＳ発症者にとっては症状の原因になります。これらの発生源を示したマップがあれば被曝を避けられます。しかし、福岡空港が無線ＬＡＮを利用する人のために接続可能エリアのマップをホームページに掲載しているだけで、他の空港にマップはありませんでした。

また、保安検査場に携帯電話の電源オフな

どを求める専用ゲートを設けているか、搭乗待合室に電源オフエリアがあるかを尋ねると、全ての空港にこれらの施設はありませんでした。六社が「法令等が整備されれば対応して行く」と答えています（羽田空港の国内線・国際線、成田国際、新千歳、福岡、熊本空港）。

鹿児島空港は「保安検査場の設置運営は航空会社が行なっており、当社では判断できない」ということでした。熊本空港からは、「（これらの施設を設けるには）空港利用料を発生させざるを得ない恐れがある」という指摘もありました。

関西空港と伊丹空港は、ゲートや待合室について「お客様のご意見や社会的要請」が増えれば検討するということでした。中部国際空港は「ご指摘の優先スペースの確保について、お客様等からのご意見・ご要望をふまえながら必要に応じて対応を検討する」という回答がありました。

タバコの場合は受動喫煙による健康被害が問題になり、空港では禁煙が進み、喫煙ブースも設置されています。分煙化は携帯電話ユーザーとＥＨＳ発症者の棲み分けの参考になるのではないかと考え、喫煙ブース設置の経緯について各社に質問したところ、受動喫煙の防止を求めた健康増進法に基づいて設置された、と八社が回答しました。

しかし、羽田空港国内線と伊丹空港では、同法制定に先駆けて分煙を進めていました。羽田空港では「一九九八年に喫煙者用のエリア設置（椅子と耐火床のみ）を開始し、九九年にはパテーションと分煙機を設け、禁煙コーナーを設置。当時、国内で受動喫煙が問題になり、航空機内で部分喫煙が導入されつつあったのをきっかけに、旅客ターミナル内にも喫煙コーナーを設けた」そうです。

車いすを使う方にスロープが必要なように、ＥＨＳ発症者には電磁場のない環境が必要です。欧州評議会（ＣｏＥ）も「電磁波過敏症の人々に細心の注意を払い、無線ネットワークで覆われていない電磁波の無いエリアを作ることを含む特別な対策を導入すること」を加盟国政府に勧告しています。

日本弁護士連合会は二〇一二年九月、『電磁波問題に関する意見書』を政府に提出し、「人権保障の観点から、公共の施設および公共交通機関にオフエリアを設けるべき」と提言しています（http://www.nichibenren.or.jp/activity/document/opinion/year/2012/120913_4.html）。

日弁連公害環境委員会副委員長の高峰真弁護士に、空港の電磁場問題について尋ねると、「法的な規制がなくても、企業の社会的責任という観点から、健康や環境に配慮した企業活動を行なうことは推奨されるべき。個人的には、実際に電磁波のオフエリアを必要とする方々がいる以上、その方々のために積極的に対応してもらいたいと思う」とのことです。

電磁波対策は世界的な潮流になりつつあります。日本の玄関である空港として世界に先駆けた対応を取ることは、国際的な評価にもつながるでしょう。

4　交通機関でも携帯電話の使用ルールを緩和

関西地方の私鉄二四社が加盟する関西鉄道協会とＪＲ西日本は、二〇一四年七月、車内での携帯電話使用のアナウンスを変更しました。それまでは優先席付近では携帯電話の電源を切るよう求めていましたが、「混雑時のみ」電源を切るよう緩和したのです。

この理由として同協会とＪＲ西日本は、総務省が二〇一三年一月に、携帯電話などの端末と心臓ペースメーカーの離隔距離の指針を改正し、従来の二二cmから一五cmに短縮したことをあげています。総務省は、心臓ペースメーカー等二五機種を対象に現在普及しているLTE方式（第四世代）携帯電話の電磁波の影響を検証し、誤作動が確認されなかったため、距離が短くなったのです。

しかしこの調査は、複数の携帯電話が使われた時の影響や人体への影響を考慮していません。携帯電話や無線LANから発生する無線周波数電磁波は、DNA損傷やホルモン分泌の変化などが多数報告されていますし、「ガンを起こす可能性がある」と指摘されています。

関西では携帯電話の電源オフ車両を設けている事業者が四社ありましたが、今回の変更に伴って電源オフ車両は廃止されました。各社のルールを統一し、利用者の混乱を防ぐのが目的だそうですが、電磁波過敏症の発症者は、携帯電話や無線LANなどの電磁波で、頭痛や耳鳴り、めまい、動悸などの症状が発生し、満員の車内で携帯電話を使われ、嘔吐した発症者もいます。車内での使用ルール緩和は、交通機関を利用できない人をますます増やすことにならないでしょうか。

大阪府に住むEHSの女性は、いつも阪急電鉄の電源オフ車両を利用していました。「最寄り駅は、北大阪急行電鉄でしたが、電源オフ車両に乗るため自転車で二〇分近くかかる阪急電鉄の駅へ行っていました。電源オフ車両があった時は、携帯電話を使っている人がいれば注意できたし、車掌さんも巡回してメールしている人に注意をしてくれました。私は外出する際は『私は電磁波過敏症です。電源を切って下さい』と書かれたカードを身につけていて、それを車掌さんに見せながら、いつもお礼を言っていたんです」。

ところが、二〇一四年七月以降は「電源オフをお願いできなくなり、行動範囲が狭くなりました。

離れていても電磁波を感じるので、楽な場所を探してウロウロしています」。

ＪＲ西日本や関西鉄道協会は、使用ルールを変更する際に、電磁波過敏症のことを知らなかったそうですが、日本弁護士連合会は、前に述べたように『電磁波問題に関する意見書』を政府に提出し、発症者の保護を求めています。

電波や電力を扱う企業を所管する総務省や経済産業省が規制も行なっているため、健康被害の防止が軽視されている点も、日弁連は指摘しています。

関西鉄道協会によると、混雑時のみ電源オフに変更したのは「優先席でも携帯電話を使用する人がおり、それを注意する人とのトラブルが頻発していた」ことも背景にあるそうですが、電磁波が人体に与える有害性やＥＨＳについて、ほとんど報道されず、知られていないことも問題です。

どんな病気でも基本的人権が尊重される社会にするには、子どもや弱者が健康に暮らせる環境と、予防原則に基づいた対策を目指すべきではないでしょうか。

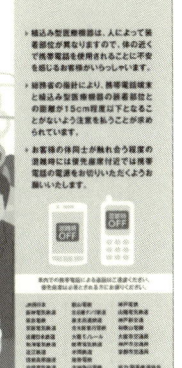

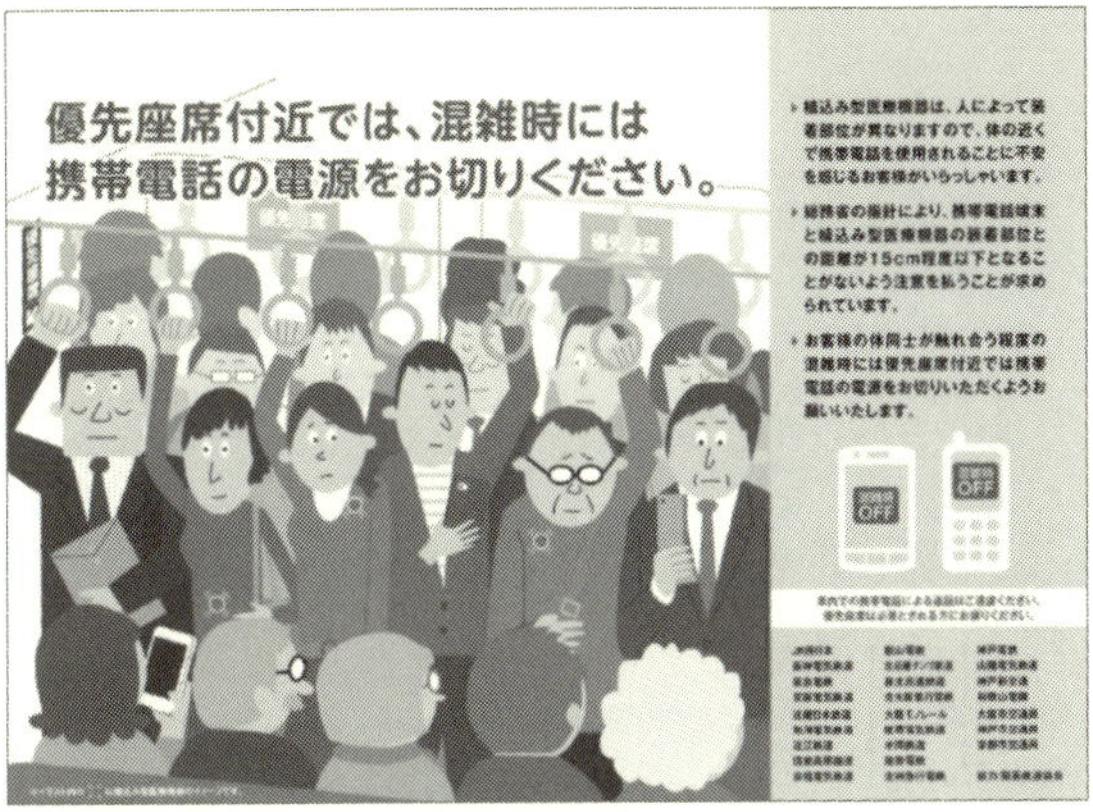

JR西日本と関西鉄道協会が制作したポスター。心臓ペースメーカーだけでなく、電磁波過敏症にも配慮した対応をお願いしたいものです。

第六章　スマートメーターのリスク

～健康影響、火災、セキュリティ、費用対効果～

1　アメリカのスマートメーター訴訟

日本では二〇二〇年代のできるだけ早い時期に、家庭や企業を含む全ての需要家にスマートメーターを導入する方針です。スマートメーターは、電気使用量を、三〇分毎に無線周波数電磁波を使って電力会社が設置した無線アクセスポイントに送信し、携帯電話網などを使って電力会社へ情報を送ります（図15）。将来的にはスマートグリッド（一三三ページ参照）と連携し、電力逼迫時には家電の使用を制限し、需給バランスの調整に役立たせるといいますが、当面、消費電力を送信する機能だけです。

日本よりも早く導入を進めてきたアメリカでは、スマートメーターから発生する無線周波数電磁波によって不眠や動悸、目眩、頭痛などの健康被害が発生して自宅に住めなくなったり、スマートメーターを設置した住宅で電気火災が多発するなどの問題が起きて、一八州でスマートメーターの訴訟や反対運動が起きています。

火災の増加はスマートメーターが原因？

二〇一三年七月、テネシー州のメンフィス市では、スマートメーターを設置する電気事業者の労働組合が、市のタウンミーティングで、同メーターが火災を起こしているのに、電力会社は家屋の配線の不具合のせいにしていると訴えたほか、リスクを知らせる大型看板を道路沿いに設置する活動を

図15　スマートメーターの通信方法

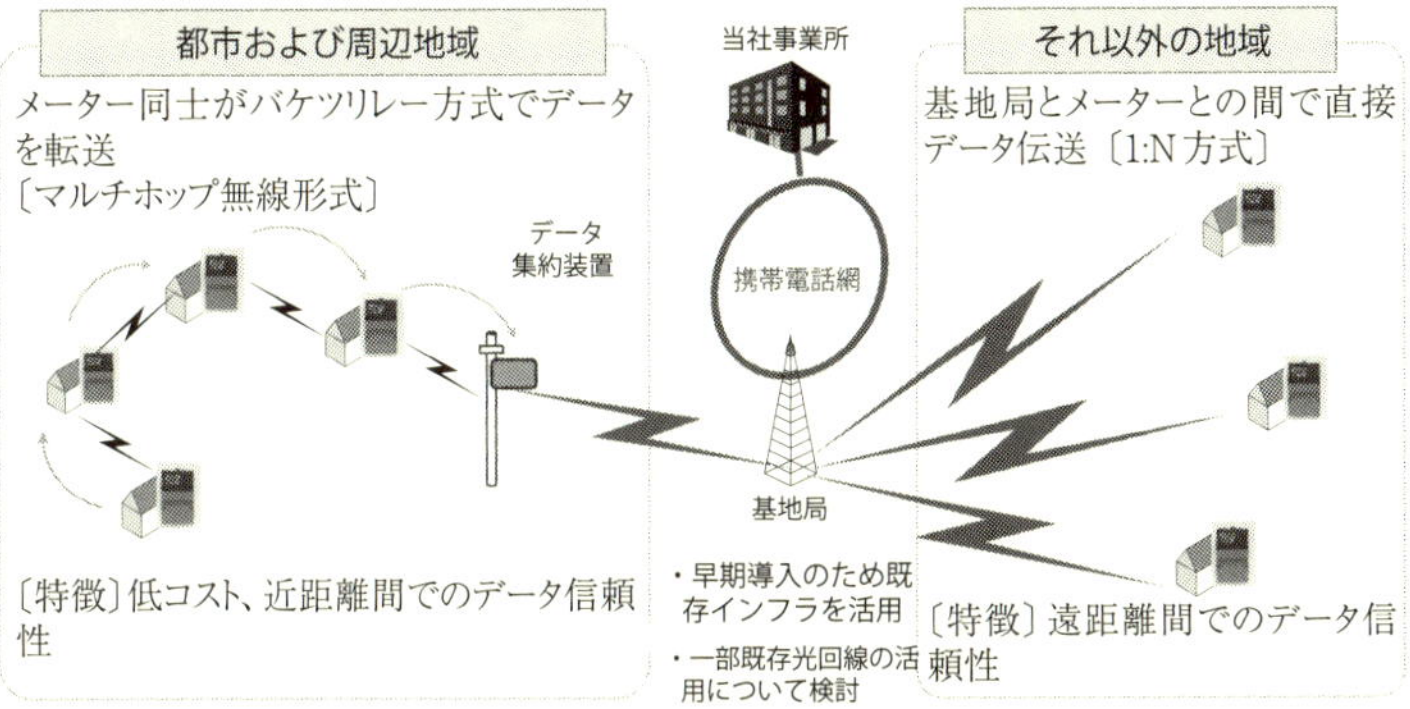

電力会社各社は、スマートメーターから送信された電磁波を、携帯電話通信やWIMAXなどの既存の通信ネットワークを利用して、情報を収集する計画を立てている。
出典：北海道電力「スマートメーターの原価算入について」

始めました。

カリフォルニア州バーカーヴィル市では、スマートメーターを設置した翌日に火災が発生し、住民が死亡しました。地元消防署の調査では、「電気的問題に起因したようだ」と報告されています。遺族は二〇一二年六月、電力会社とメーターの製造会社と設置した下請け会社を提訴しました。

カナダのオンタリオ州消防署も、スマートメーターに関連する火災が異常に増えていると報告しました。しかも、「調査を行なう前に、電力会社が現場からメーターを除去、交換している」そうです。出火の原因として、従来のメーターの基盤がスマートメーターに対応していない可能性、交換の際のミス等を指摘しています。

スマートメーターを拒否する回避プラン

メイン州の電力事業社であるセントラル・メイン・パワー社（ＣＭＰ）は、スマートメーターの導入を行なう一方で、毎月一二ドル（一二〇〇円）を払えばスマートメーターを導入しなくても良い回避プランも設けました。このような選択肢があるのは良いのですが、別料金がかかることは問題です。

家族に電磁波過敏症発症者や乳幼児がいるので被曝を避けたい、高齢者がいてアルツハイマー病になるのが心配だという方もいますが、現状では健康上の理由でスマートメーターを避けたい人に追加料金を課すことになりますし、経済的な理由でスマートメーターを拒否できない人が現れる可能性もあります。

二〇一一年七月、メイン州では、健康被害や住宅の資産価値下落などを懸念した住民一八人が、電気事業を監督するメイン州公益事業委員会（ＭＰＵＣ）に対し、スマートメーター設置を止めること、回避プランを無料で行なうこと、無線周波数電磁波の健康影響に関する最新の科学的情報を公開すること、スマートメーターの相談に関する無料の電話相談を行なうこと、などを求めました（Ten person compliant pursuant to 35-A M.R.S.A. Section 1302 regarding "smart meters" and "smart meter" opt-out as promulgated by the Maine Public Utilities Commission）。

しかし、この要求は退けられたため、住民らは二〇一二年一月、メイン州高等裁判所へ提訴しました。同年七月、高等裁判所は、ＭＰＵＣは健康と安全の問題について解決していないと判断し、ＭＰＵＣが行なった却下を無効としました。そして、ＭＰＵＣに再考を求めて差し戻していますす(Maine Supreme Judicial Court, PUC-11-532)。

ハワイ州のカウアイ島では、スマートメーターの設置に反対する住民が設置の差止命令を求めて、カウアイ島ユーティリティ・コーポレーション（ＫＩＵＣ）を二〇一二年三月に提訴しましたが、両

図16　スマートグリッドのしくみ

エネルギーを地産地消するため、情報通信技術を利用して電力の安定供給を行なう電力総配電網を「スマートグリッド」と呼びます。

晴天で太陽光発電の発電が増え、余剰電力が発生すると、スマートメーターを通じて家庭内のエアコンを自動的に強めたり、給湯器でお湯をつくったり、自動的に洗濯を開始し、電力逼迫時にはスマートメーターを通じて家電の使用を制限します。

出典：経済産業省「次世代エネルギー・社会システムの構築に向けて」

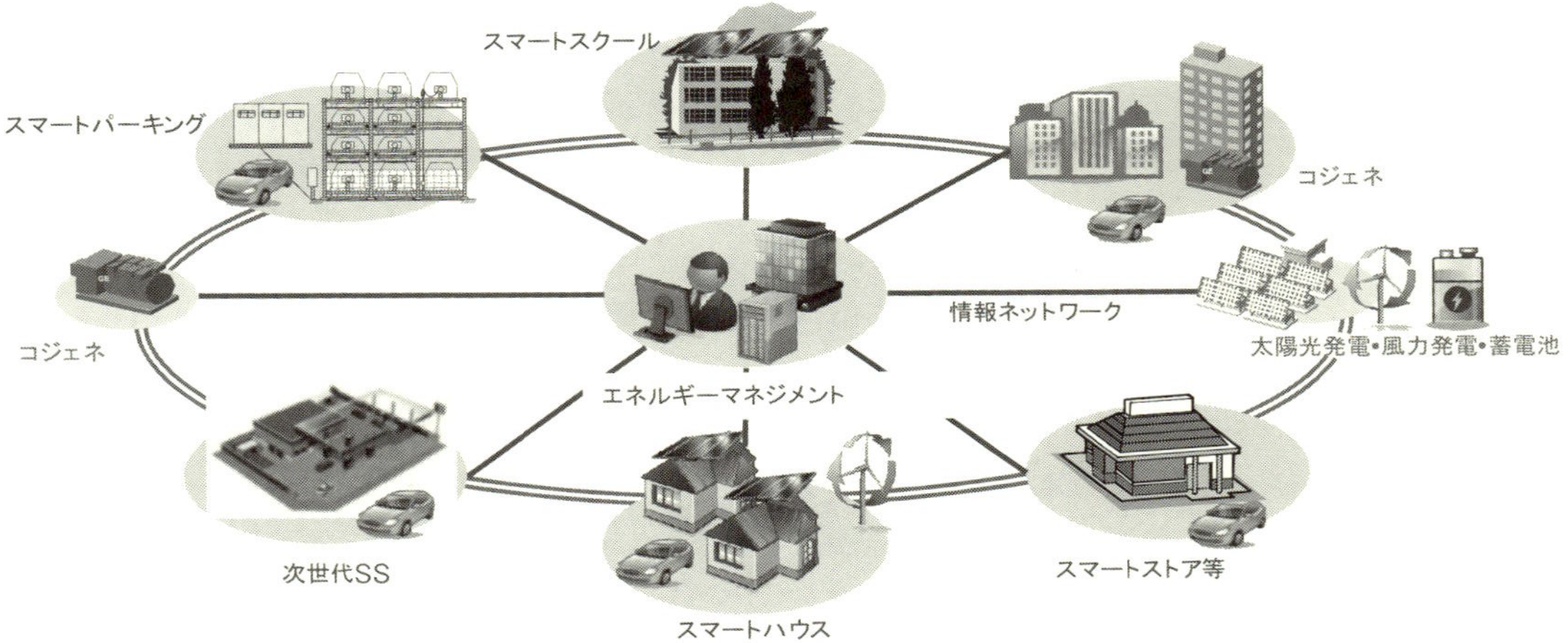

図17　スマートメーターの電磁波と各国の被曝基準・ガイドライン

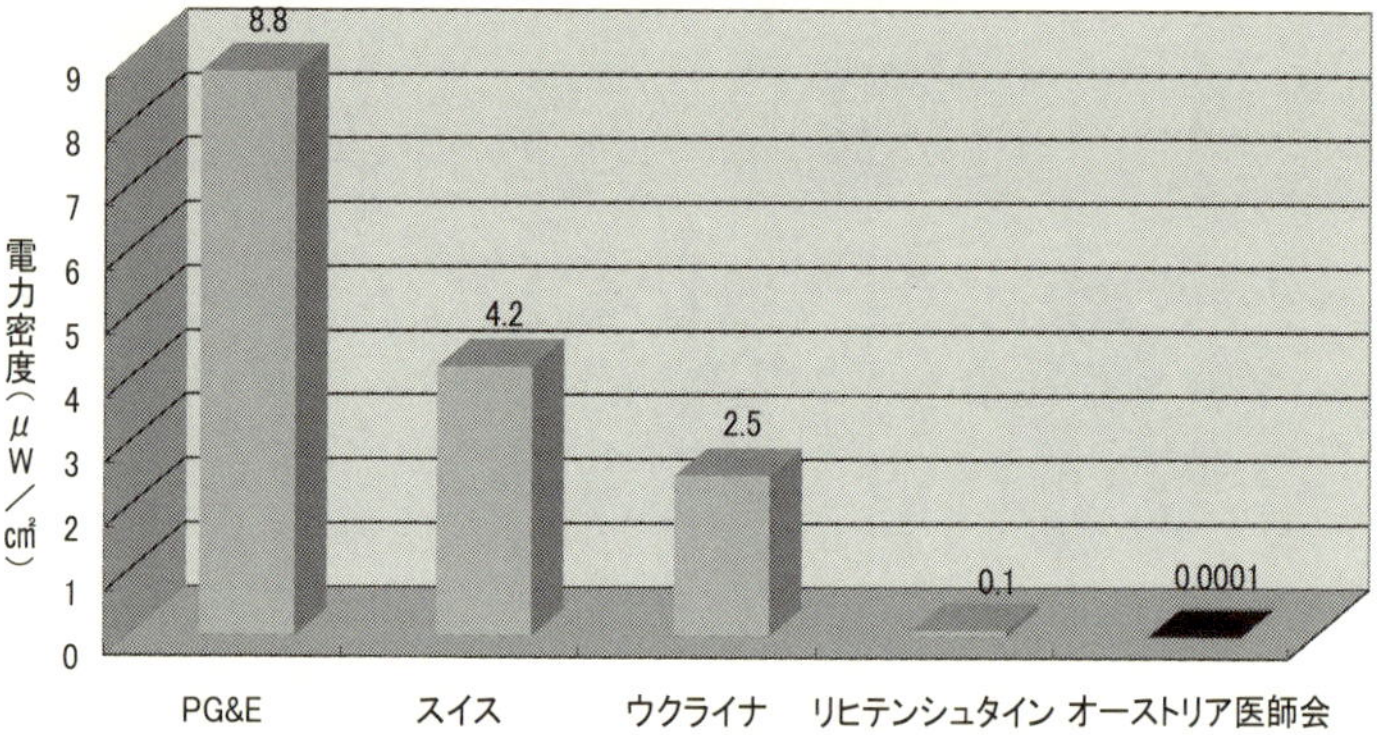

者は、原告の土地に設置しないと和解しました。さらにKIUCは、スマートメーターの設置に反対する人には、設置を無期延期すると公式に発表しました。

一方、カナダのブリティッシュ・コロンビア州では、二〇一三年八月、スマートメーターの設置を認めないなら電力を供給しないと住民を脅した電力会社に対し、住民が集団提訴しています。

カリフォルニアの電力ガス事業者PG&Eは、スマートメーターから三〇㎝の距離で電力密度が八・八μW／㎠（九〇〇MH帯を利用）になると発表していますが、州当局は一八〇〇μW／㎠になると評価しています。

スイスやウクライナ、リヒテンシュタインなどのように、低い被曝基準を設けている国もありますが、アメリカや日本は同周波数帯について六〇〇μW／㎠まで認めています（図17）。

2　国がスマートグリッドを推進する理由

原発事故後、省エネへの関心が高まり、スマートグリッドに関する報道も増えました。スマートグリッドとは、次世代型の電力供給網で、電力が不足した時は家庭や企業の太陽光発電や電気自動車の蓄電池などから電力を買い、電力網にのせることができます。効率の良い発電ができると考えられていますが、そのためには通信技術を活用したネットワークの整備も必要です。

「IT技術を使って自然エネルギーの導入量を増やせるので脱原発を進める上でも必要」という見方が一般的なようですが、そもそも経産省は、原子力発電をベースにスマートグリッドを構築する方針でした。

二〇一〇年一二月付けの資料には、「原子力の稼働率を上げげつつ、ピーク対応の火力の稼働、設備を減少」させ、火力の減少分を自然エネルギーと原子力で賄い、原子力発電所は二〇三〇年までに「少なくとも一四基以上の新増設」が必要と示していました。

スマートグリッド構築は世界的な動き

スマートグリッドの構築は日本だけでなく、CO_2を削減する目的で世界的に導入・計画されています。アメリカでは約四〇〇〇億円をかけて、送電線の掛け替え、スマートメーターの設置、ハイブリッドカーの普及を目指し、二〇二〇年までにCO_2を一四％削減（二〇〇五年比）する方針です。

オランダでは約一一五五億円を投入し、アムステルダム市の家庭へのスマートメーター導入や、ビルの省エネなどに取り組んでいます。ドイツではマンハイム市などの六都市に約一四七億円をかけて情報通信技術を利用した電力供給システムを構築する計画があります。

中国やインドなどの新興国でも、省エネ技術を組み込んだスマートコミュニティ（環境配慮都市）をつくる計画があります。

スマートグリッド技術を確立すれば、世界市場へ参入できます。経産省は日本のエレクトロニクス産業が中国や韓国の追い上げで世界シェアを失っていることに言及した上で、スマートグリッドは「自動車、家電に次ぐ『輸出の柱』」になると位置づけています。

二〇一〇年四月には、家電や自動車メーカー、電気やガス事業者、ハウスメーカー、通信やＩＴ企業が参加するスマートコミュニティ・アライアンスが設立され、官民一体となった海外展開を目指し、各国の動向の調査や国際標準化の策定をしています。

各地で進む実証実験

その一環として、スマートグリッドの実証実験が横浜市（神奈川県）、豊田市（愛知県）、けいはんな学研都市（京都府）、北九州市（福岡県）で行なわれています。

横浜市では太陽光発電を二・七万kW導入する計画で、実証実験に参加する世帯も募集しています。しかし、太陽光発電を設置した後、体調不良を起こした例もあり（拙著『危ないオール電化住宅』緑風出版）、消費者庁の事故情報データバンクシステムにも二件登録されています。

横浜市に取材したところ、体調不良の発生例については知らず、「太陽光発電を設置した家庭で健康調査等を行なう予定はない」といいます。省エネ意識を高めるため電力使用量をパソコンやモニターに表示する計画もありますが、無線周波数電磁波を使って表示する機器も一部では導入されます。

表8　スマートグリッド構築に関する工程表

	現在～2020年	2020～2030年	2030年～
社会システム	・事業者による太陽光発電の導入が大幅に進み、価格が低下 ・需要家との双方向通信が可能な送配電ネットワークの構築が本格化 ・夏には需要抑制、春・秋には再生可能エネルギーを出力抑制するなど、季節毎のマネージメントも実施	・住宅用太陽光発電のコストも低下し、設置が進む ・CEMSの技術確立、実用化	・電力供給が余る時間帯は、電気自動車などに給電して需要をつくり、逼迫時には電力系統に供給
家庭	・スマートメーターの導入開始 ・HEMSの普及開始 ・直流スマート家電の進展	・家庭内の機器を制御するシステムが本格的に普及 ・HEMSとCEMSが連携 ・直流対応家電の普及	・フルオートメーション型HEMSの実現
海外展開	・国内技術実証と並行し、海外プロジェクトにも本格参加	・世界シェアを獲得	
海外動向	・EUは2020年までにスマートメーターを全需要家の80％以上に導入	・EUで再生可能エネルギーの割合が全体の20％を占める	・全米スマートグリッド化 ・韓国全土スマートグリッド化
国内の関連市場規模	0.9兆円	3.6兆円	5.4兆円

新エネルギー・産業技術総合開発機構（NEDO）「次世代エネルギー・社会システムロードマップ」より作成。

今のところスマートグリッドは、家庭にスマートメーターを設置して電力の需給を把握し、無駄な発電を抑えるのが目標ですが、将来的には各家庭の家電をネットワーク化する「ホーム・エネルギー・マネジメント・システム（HEMS）」も導入され、地域全体のエネルギー・マネジメント・システム（CEMS）と連携し、電力逼迫時には事業者が家庭のエアコンを外部から切ったり、電気自動車の蓄電池を電力供給源として利用することになります。まるで、SF小説のなかの管理された未来社会のようです。

二〇一一年七月には、KDDIや家電メーカーによるHEMSアライアンスが設立され、通信機能を持つスマート家電に接続し管理するアプリケーションの開発を目指しています。このように、世界市場を獲得するため、国を挙げての技術開発競争が各国で進行しているのです。

原発事故で私たちの社会は大きな転換を迎えました。エネルギーの効率的な利用は必要でしょうが、無線通信を多用して健康被害を増やすことがあってはいけません。太陽光発電の健康影響についても検証が必要でしょう。

3　スマートメーターの導入開始

東京電力は電気用スマートメーター「新型電子式メーター」の導入実験を二〇一〇年一〇月から東京都小平市で開始しましたが、新しいメーターが無線周波数電磁波を出すことは、住民に一切説明していませんでした。

元小平市市議会議員の苗村洋子さんによると、東京電力が配布したメーター交換を知らせるチラシでは、交換の理由を「遠隔での検針などお客様の多様なニーズにお応えするため」としています。これでは、電波を使って送信するとは消費者にはわかりません。苗村さんは東京電力に「もっとわかりやすく説明するよう求めた」そうです。

東京電力に取材したところ、住民に電波を送信することを説明していないのは「総務省の指針に基づいて人体に影響のないよう配慮している」からだそうです。小平市には一二〇〇個のメーターが設置され（二〇一一年一一月現在）、すでに電力使用量を送信する実証実験が開始されているとのことです。当初は小平市と清瀬市で合計九万個のスマートメーターを設置する予定でしたが、「東日本大震災後、新たな設置を見合わせて」います。

十分な説明をせずメーターを交換

電波に関する説明がないのは東京電力だけではありません。大分県に住む真里さん（仮名、四五歳）の家では、二〇一〇年二月に九州電力がメーターを交換していますが、電波を使って送信するという説明はなかったそうです。「メーター交換の二カ月前には、九州電力の下請け会社が自宅から五〇m先の電柱にアンテナを設置していました。無線周波数電磁波の測定器を持って電柱に近づく

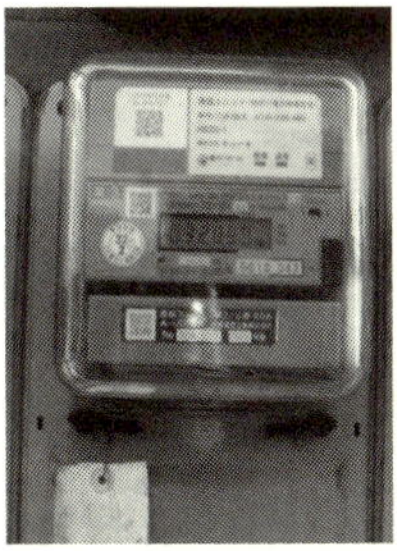

真里さん宅に設置された新型電子式メーター。「通信ユニット、特定小電力無線方式」という文字が見えます。（写真提供：真里さん）

と数値が高くなった」そうです。

原因は不明ですが、同年冬から真里さんの夫（当時四九歳）と次女（当時一四歳）は皮膚のかゆみを訴えるようになり、今も通院しています。真里さんも「窓辺に長くいると頭痛がする」ようになりました。なお、九州電力によると「月に一度検針員が訪れて無線で検針値を取っている」ということでした。

九州電力は二〇〇九年一一月から新型電子式メーターの試行導入を開始し、二〇一〇年度末までに九万件を設置しています。電磁波が発生することを説明していないのは、「総務省の電波防護指針に準じているから」と東京電力と同じ説明をしました。

なお、東京電力と九州電力に使用周波数や出力を聞きましたが「顧客のセキュリティに関わるので公表できない」といいます。

アメリカでは、スマートメーターは電気の使用量を二四時間記録し、周期的に電力会社へ送信するので、傍受すれば留守かどうかもわかり、犯罪に利用される可能性が指摘されています。

スマートメーターから発生する電磁波

日本では、メーター周辺での電力密度の計算値・実測値も公表されていませんが、住民には自宅に何が設置され、どんな健康影響があるのかを知る権利があります。被曝量に関わるデータは直ちに公開されるべきです。

二〇一一年三月、カリフォルニア州公益事業委員会（ＣＰＵＣ）は、スマートメーター設置に反対する住民の家には有線スマートメーターを設置するよう電力会社に求め、同州で電力とガスを供給するPG&E社は月に一四〜二〇ドルの追加料金を払えば有線式を選択できる「回避オプション」を提案しました。

しかし、近隣で無線式が使われれば有線にしても無意味です。日本でも、メーターを交換する前に電波が発生することを知らせ、アナログメーターを選ぶことができるようにするべきです。

4　スマートメーターの安全性と節電効率

アメリカ環境医学アカデミー（AAEM）は二〇一二年一月、カリフォルニア州当局に対しスマートメーター導入の即時停止を求め、同年四月には、健康影響について詳しく説明する文書を発表しました。無線周波数電磁波への被曝で、遺伝子損傷、ガン、神経系や免疫系の機能不全などが起きることや、無線機器の増加とともに電磁波過敏症が増えていることを指摘し、注意喚起を求めました（http://aaemonline.org/emf_rf_position.html）。

実際に、スマートメーター導入後、頭痛やめまい、耳鳴り、不眠などが現れ、自宅にいられない人も増えています。二〇一二年一月、カリフォルニア州の男性は健康影響を受けたとしてスマートメーターの撤去と古いメーターの設置を求めて提訴し、裁判所はその主張を認め、電力会社に二五〇〇ドル（約三〇万円）の損害金支払いも命じました（http://smartmeterlawsuits.blogspot.jp/）。

高コストなのに節電効果はわずか？

コネチカット州の電力会社ＣＬ＆Ｐ社は、約五億ドル（約六〇〇億円）をかけて一二〇〇万台のスマートメーターを導入する予定でしたが、同州のジョージ・ジェプソン法務長官は、この計画を却下するよう州当局に促しています。費用が莫大なのに、住宅では二〇年間で一一ドル（一三二〇円）の節電効果しか望めないからです（Brief of George Jepson, Attorney General for the State of Connecticut）。

同社は、電力がたくさん使われるピーク時（夕方、夜間など）に料金を高くするプランを導入する予定ですが、ジェプソン長官は、高齢者や幼児、病人のいる家庭での負担が大きくなる可能性を指摘し、「経済的な損害を強要されるべきではない」と述べています。

ＥＵ（欧州連合）でも二〇二〇年までに八割の家庭にスマートメーターの導入を計画していますが、ドイツ政府に分析を委託された専門機関は、大半の利用者にとっては、達成できるエネルギー節約より設置コストがかなり大きく、全戸に導入するのは経済的に不合理だと報告しました。二〇一三年七月、ドイツ経済省は、「ＥＵの提案はドイツにとって適切でない」と発表しています（http://www.bmwi.de/EN/Press/press-releases,did=588354.html）。

節電効果よりも人件費削減が狙い？

二〇一三年夏、私はスマートメーター導入計画について電力会社各社へ取材をしました。

関西電力と九州電力では既に導入を進めていますが、二〇一四年度からは東京電力と四国電力、中部電力が、一五年度からは北海道電力と東北電力が導入を開始する予定です。

しかし、北海道電力、東北電力、東京電力、関西電力、四国電力、九州電力の六社が電気料金値上げを経済産業省に申請する際に提出した「スマートメーターの原価算入について」を見ると、導入費用は莫大です。

北海道電力の費用は年平均で二三億円、東北電力は四三億円、東京電力は二六五億円、関西電力は一〇六億円、四国電力は三五億円、九州電力は五五億円です。「スマートメーターの原価算入について」では、実証実験から二一年間または二六年間（電力会社によって異なる）での費用の総額が発表されており、六社合計で一兆二二四六億円になります。

年平均の費用対効果を見ると、検針業務など業務効率化や設備費の抑制が八～九割を占めます。各電力会社は、消費電力情報をインターネットなどで見られるようにして節電を促すとしていますが、需要抑制効果は六～二〇％しかありません（次ページの図18参照）。要するに、スマートメーター導入による省エネ効果はわずかで、実際には人件費削減などの合理化が大半を占めているのです。

しかも、投資した費用が効果を生んで累積黒字になるのは、各電力会社とも導入開始から一七～二〇年後とされています。日本では、今後、人口の減少が予測されていますが、将来の契約者数の増減予測が難しいなどの理由で、人口減少は織り込まれていません。

また、従来のメーターの単価は、事業者によって異なりますが三三〇〇～八〇〇〇円でした。一方、スマートメーターは一万二六〇〇～二万三四〇〇円と高価です。もちろん、スマートメーター導入に関わるこれらの費用は、全て電気料金に加算されます。

図18　スマートメーターによる年平均の削減効果の内訳

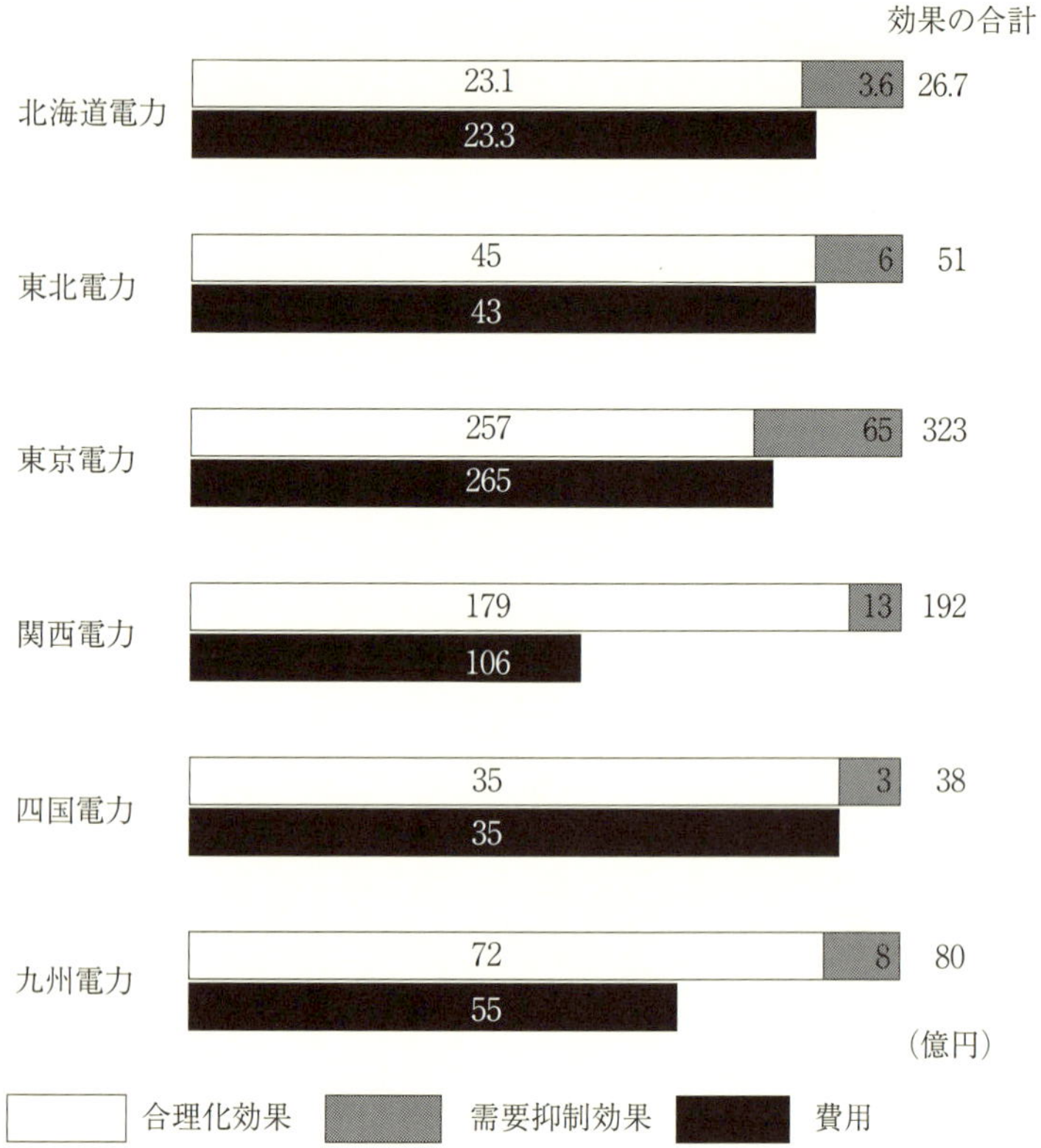

各社の「スマートメーターの原価算入について」をもとに作成

情報公開をし、必要性を議論すべき

さらに、アメリカやカナダで問題になっている火災や、健康影響についても各社に質問しました。四国電力は「採用する機器等は現在検討中」として回答をもらえませんでしたが、他の五社では実証実験でも火災が起きたという報告はなく、難燃性の素材を使うなどの対策を取り、第三者の電波傍受を防ぐセキュリティ対策を実施するといいます。

電磁波過敏症など、健康上の理由で導入を懸念する人もいますが、五社は、発生する電磁波は総務省の電波防護指針値以下で、問合わせがあれば個別に説明していくと回答しました。しかし、諸外国のように、従来のアナログメーターを使い続ける選択肢も設けるべきです。また、五社とも説明会などを開く予定はなく、関西電力は、交換時に説明文を投函していますが、事前説明はしていません。なお、北陸電力、中国電力、沖縄電力にも尋ねましたが、費用対効果、具体的導入計画などは決まっていないそうです。中部電力でも実証実験で火災は起こっておらず、問合せには個別に説明するということでした。

政府は二〇二〇年代早期までに全需要家へ導入する方針ですが、第三者機関が電磁波被曝量、健康影響、火災の可能性、需要抑制効果等を検証し、安全性・信頼性を確認してから導入を決めることはできないのでしょうか。健康被害を防ぐためにも、無線周波数電磁波による送信ではなく、有線ネットワークの利用を検討すべきです。

＊本稿は『週刊金曜日』二〇一三年九月一三日（№九五九）号に加筆。

5　無線通信のエネルギー消費は有線の一〇倍

省エネのためにスマートメーターを導入し、無線で電力使用量を送信するのは、健康影響や火災、セキュリティ上の不安以外にも問題があります。無線通信に使うエネルギーは、有線よりも一〇倍多いという報告があり、エネルギーの有効活用という点で問題がありそうです。

メルボルン大学（オーストラリア）のジャヤント・バリガ博士らは、第三世代携帯電話（ＵＭＴＳ）や広域無線ＬＡＮ（ＷｉＭＡＸ）、光ファイバーを家庭まで設置する光通信（ＰＯＮ）、ＦＴＴＮ（光ファイバーと銅線を利用した通信方法）、電話回線を使ったＤＳＬなどの通信システムの消費電力、送信できる情報の容量などを比較しました。その結果、最もエネルギー効率がいいのはＰＯＮだとわかりました（次ページの図参照）。

「アクセス率とトラフィック量（情報量）が同じ場合、無線技術は有線よりも少なくとも一〇倍多く電力を消費し続けるだろう。ＰＯＮは、最もエネルギー効率のいいアクセス技術であり続けるだろう」と述べています。省エネのためにスマートメーターを導入するのならば、電力消費量の多い無線通信ではなく、有線で電力消費情報を送るべきでしょう。

スマホや携帯電話の使用電力

スマートフォンは大量の情報を短時間で送受信することができますが、従来の携帯電話よりも多

図19　各通信システムで予測される電力消費

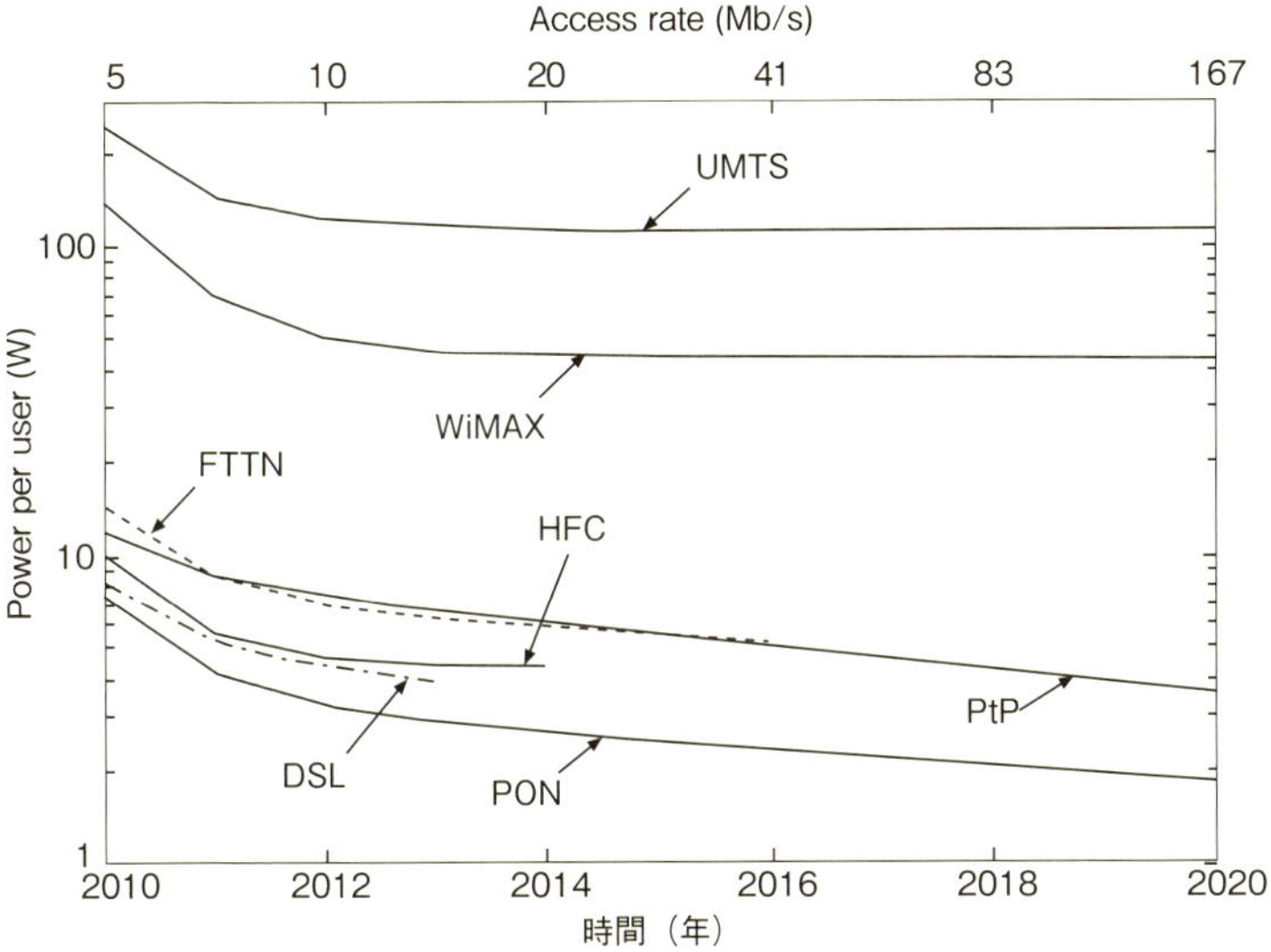

光通信（PON）は、最も消費電力が少ないことがわかりました。
出典：Jayant Baliga et al. "Energy Consumption in Wired and Wireless Access Networks", IEEE Communications Magazine , 2011

くの電力が必要です。高機能でハイスピードの無線通信機器が普及・発達するにつれて、無線情報通信のために使われる電力も世界的に急増しています。

　デジタル・パワー・グループのマーク・ミルズさんが、二〇一三年八月に発表した報告書によると、情報通信の電力使用量は世界全体で、日本とドイツの総発電量の合計に相当する一五〇〇TWh（テラワット時）と予測され、世界の発電量の約一〇％を占めています（Mark Mills, "The Cloud begins with Coal" 2013）。

　タブレットPCかスマートフォンで動画を週に一度、一時間見る場合、年間の電力使用量は、新しい冷蔵庫を二台使うより多くなるといいます。

　また、高画質の映画をダウンロー

ドして見るのは、ＤＶＤを製造して輸送するよりも多くのエネルギーを使うことになります。今や、一時間あたりのデータのトラフィック量（ネットワーク上を流れる情報量）は、二〇〇〇年の一年間のトラフィック量を上回るほど、増えています。しかも、データの速度は過去一〇年で一〇〇倍に、今後五年でさらに一〇倍に増えると予測しています。

急増する電力消費

携帯電話ユーザーも増え続け、新興国では固定電話（有線）よりも、携帯電話の方が普及しているのが現状です。二〇一二年末で、携帯電話の契約者数は世界で三二億人でしたが、そのうちの一二億人はブロードバンドサービスの契約をしており、携帯電話のトラフィック量は二〇〇七年の約四〇〇倍になりました。

二〇〇七年以降だけでも、一〇〇万の携帯電話基地局が建てられたそうですが、携帯電話と基地局の間だけでなく、基地局同士の交信（ＰｔＰ）にも無線を使う局もあり、電力が消費されています。遠くの基地局に無線で情報を伝えるには、より多くの電力が必要です。基地局を短い間隔で設置すれば、電力消費とトラフィックの渋滞を減らせますが、基地局を多く建てることになり、建設にかかわるエネルギーが増えてしまいます。

無線ブロードバンドサービスの速度が速くなる程、基地局の電力需要も増えます。高速のＬＴＥ（第四世代携帯電話）は、従来の第三世代携帯電話に比べて三倍速くデータを送れますが、その分、消費電力も増え、第二世代携帯電話と比べるとＬＴＥは六〇倍多く電力を消費すると同報告書は示しています。いつでもどこでも、移動中でも、動画配信や無線ゲームを楽しめる社会は、大量の電力消費によって支えられているのです。

私たちは、さまざまな無線機器を利用する社会に生きていますが、エネルギー削減は重要な課題です。社会全体で情報通信のあり方を見直し、利便性を追求するだけではなく、健康にも環境にも負荷をかけないシステムを選びたいものです。

第七章　電磁波の法的規制と研究

～最近のシンポジウム、学会発表から～

1　スウェーデンの研究者が大阪で講演

二〇一〇年九月、スウェーデンのマーティン・トンデル博士が来日し、大阪で電磁波問題をテーマに講演会を行ないました。博士は、大学病院の医師として勤務する傍ら、スウェーデン厚生衛生局で公衆衛生マネージメントを担当し、環境衛生にかかわる公的機関や自治体へのガイダンス、健康に関する規制の改訂・調査などに係っています。

スウェーデンの電磁波過敏症（ＥＨＳ）問題

日本と同様、スウェーデンでも電磁波過敏症（ＥＨＳ）は診断名として認められていませんが、医学的審査で機能障害があると認められれば、自治体のソーシャルワーカーが「日常生活上、重大で継続する困難があるか」を、面接や観察を通じて評価します。支援が必要だと認められると、他の障害者と同じように法律で定められた範囲で必要なケアを受けられます。

トンデル博士によると診断名として認められていないのは、「神経系や皮膚、消化器系などさまざまな症状があり、どの症状が出るかは個人差が大きく、他の病気との違いを明確に見つける事が難しい」という理由があるそうです。

そのため、スウェーデン厚生衛生局は、「電気とアマルガムの問題に関わる患者の受け入れに関する一般的なガイドライン」を一九九八年にまとめました。そこには「症状や問題は想像ではなく、現実であることを理解すること」、「患者の説明を尊重すること」などの指針が明記されています。

これらの指針は当たり前のことのように思えますが、ＥＨＳの患者は、自覚症状を説明しようとしても聞いてもらえず、「気のせいだ」と否定されるなど、辛い経験を重ねています。このようなガイドラインは国内でも整備してほしいものです。

「ＥＨＳの患者にとって大切なのは初期診療。最初の段階で知識とその問題に関心がある医者に見てもらうことと、専門的治療と偏らない評価が重要だ」とトンデル博士は言っています。

スウェーデン政府が行なった調査では、「電磁波はあなたの身体に影響があると思うか？」という質問に対して、二〇〇一年は三・一％が、二〇〇九年は三・二％が「はい」と答えたそうです。また、ＥＨＳだと答えた人は、一般の人より症状を訴える率が高いことがわかりました。

たとえば、「皮膚の熱感や焼けるような感覚」は、ＥＨＳ群では二七％ですが、一般人は二％に過ぎません。「集中困難」も、ＥＨＳ群が二五％なのに一般では五・九％で、大きな差が現れました。

電力会社が電磁波対策を実施

スウェーデン政府も、国際非電離放射線防護委員会（ＩＣＮＩＲＰ）のガイドラインを採用しています。送電線などから発生する超低周波電磁波のＩＣＮＩＲＰガイドライン値は五〇Hzで二〇〇〇mG（二〇〇μT）ですが、これは急性影響を考慮して定められたものであって、長期間被曝する慢性影響を考慮したものではありません。

長期間四mG（〇・四μT）の磁場に被曝すると、小児白血病のリスクが増えるという研究があり、世

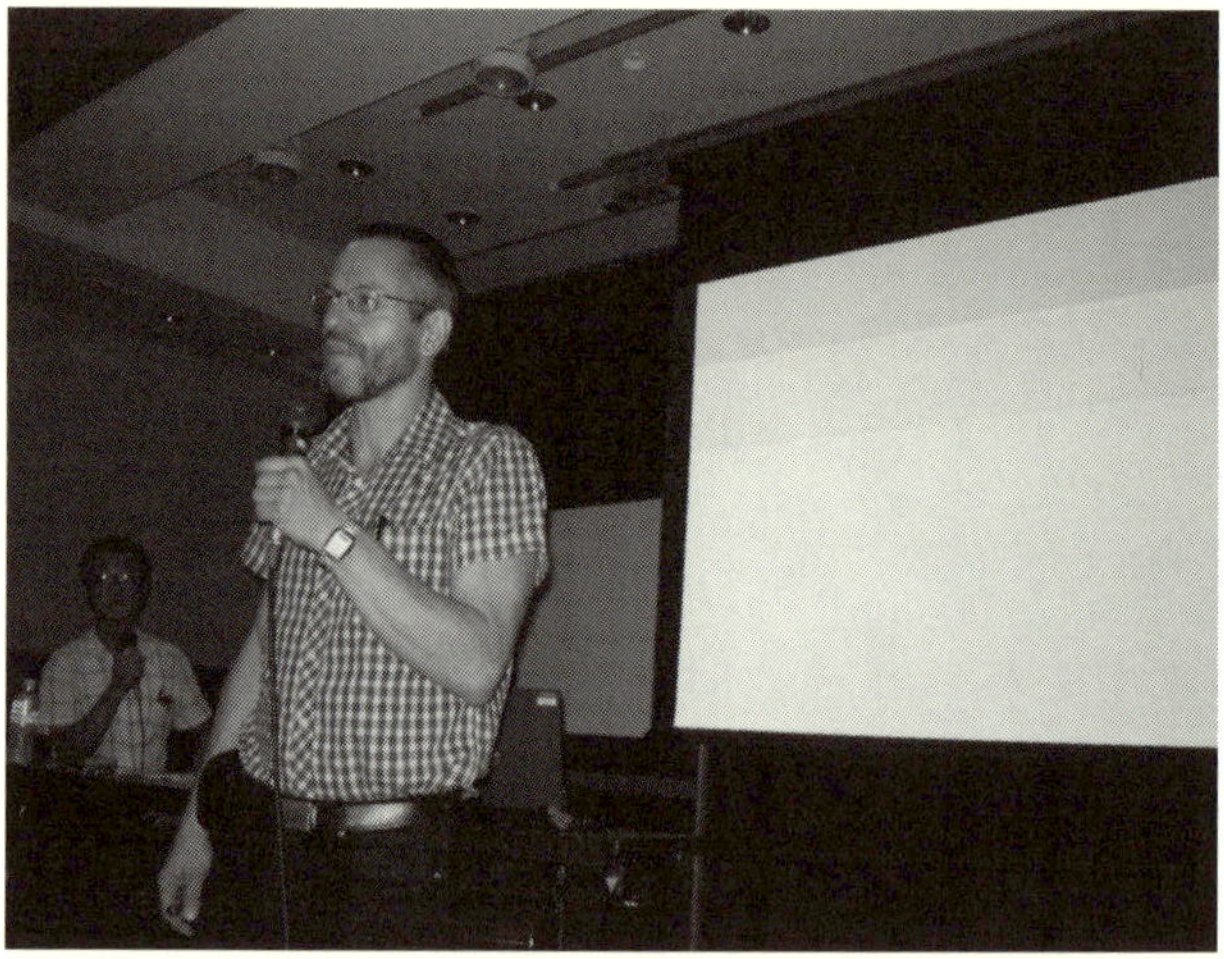

トンデル博士は、数年前に初めて来日した際、送電線が頭上を横切っているのに驚き、「これは珍しい」と言って写真をたくさん撮っていったそうです。最近は地下埋設送電線も整備されていますが、浅いところに埋めているため、路面や屋内で5mG(0.5μT)の磁場が発生していることもあります。

界保健機関（ＷＨＯ）で発ガンリスクを評価する国際がん研究機関（ＩＡＲＣ）も、低周波磁場に発ガン性の可能性があることを認めています。

「電力会社も関心をもっていて、スウェーデンの会社は四mGを超えないよう配慮している。電力会社は電線を地中に埋めたり、送電線は市街地を避けて通したり、電線を組み合わせて電磁波を相殺する対策も取られている」ということです。そのため、四mGを超える家屋は、スウェーデン国内の約一％にすぎないそうです。

「ＩＣＮＩＲＰは急性影響を基準にして値を設定し、長期レベルを考慮していないのでいつも批判されている」、「長期的な影響を見る場合には四mGということから、ＩＣＮＩＲＰ基準が持っている意味がわかるだろう」と博士は指摘します。

日本では高圧送電線のすぐそばにも住宅が建設されています。経済産業省は、一般の人が暮らす環境に二〇〇〇mG（二〇〇μT）規制を導入しましたが、これで人々の健康が守れるのでしょうか。

2　日弁連が電磁波のシンポを開催

日本弁護士連合会（以下、日弁連）は二〇一〇年四月一〇日、電磁波をテーマにしたシンポジウムを弁護士会館（東京都）で開催しました。二〇〇五年に京都弁護士会が電磁波問題のシンポジウムを開いたことがありますが、日弁連として電磁波問題を取り上げるのはこれが初めてです。

日弁連は、「科学は本来不確実なものであり、（中略）事実の積み重ねによって法的に『証明』できる頃には、もはや取り返しのつかないところまで被害が広がっているかもしれない」として、問題を解決するために「電磁波に関する情報の公開」、「被害実態の調査・公表」、「子どもや妊婦への予防的対応や被害を未然に防止する対策」、「規制値の見直し」、「市民参加の制度化」を行なうべきだと提案しています。（日本弁護士連合会の『資料集』の「報告の主旨」より引用）

原因が解明するまで待てば被害者は増加

シンポジウムは一〇〇人程度の参加を予定していましたが、全国から約三〇〇人が来場する盛況ぶりでした。私は、電磁波過敏症発症者の実態や諸外国の規制、基地局の撤去命令が出たフランスの判決などを紹介しました。

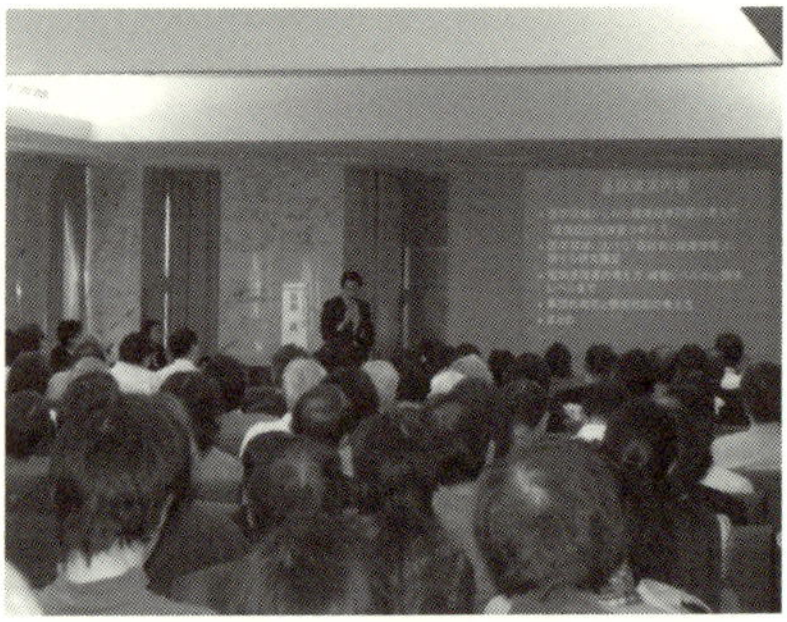

大勢の参加者が来場し、会場は満員になりました。遠く九州から来場した人もおり、関心の高さが伺えます。

基調講演を行なった東海大学医学部の坂部貢教授は、人によって脳の血流量が変化する周波数が違うことや、化学的、物理的、心理社会的ストレスなどさまざまな要因がある中で特定の原因を見つけることの難しさに言及した上で、高感受性集団であるマイノリティの人たちが強い影響を受けないように、どうしたらいいのかを考えることを提案しました。

電磁界情報センターの大久保千代次所長は、「世界保健機関（ＷＨＯ）は低レベルの電磁波暴露で引き起こされる、どのような健康影響の存在も確認していない」という従来の説明を繰り返しました。さらに、生活習慣や環境因子は個人差があるので、何が原因なのか「一つの事実がわかるには何十年もかかる」と発言し、会場が大きくざわめく場面もありました。

携帯電話の基地局撤去で体調不良が激減

一方、新城哲治医師は、安全だとされている総務省の指針値以下の〝低レベル〟の被曝でも、深刻な健康被害が起きている実態を詳細に報告しました。新城さん一家は二〇〇〇年に全四七戸のマンションの三階に賃貸で入居し、二〇〇四年に一〇階を購入し転居しました。

ＫＤＤＩの八〇〇MHzの基地局が二〇〇〇年に屋上（ちょうど一〇階の新城さん一家の居間の真上）に設

置されていたのですが、その事実を知らなかったそうです。入居後、家族全員に鼻血や不整脈などさまざまな症状が現れ、二〇〇八年に二GHzのアンテナが設置されると一家の症状はさらに悪化しましたが、転居すると改善しました。新城先生らの働きかけによって二〇〇九年二月に二GHzアンテナは撤去され、同年八月には八〇〇MHzのアンテナも撤去されました。

新城さんはマンションの全世帯を対象に健康調査を行ない、八〇〇MHzと二GHz稼働時と、撤去後の症状を調べています。八〇〇MHzだけの時は、飛蚊症七例、ドライアイ三例、鼻血四例など延べ四九の症例がありました。しかし、二GHz稼働後は一二一例で、倦怠感二七例、イライラ感一〇例、精神錯乱三例など、八〇〇MHzだけの時には無かった症状も新たに現れました。

八〇〇MHz時と二GHz時の症状は合計一七〇例に達しましたが、撤去後は二一例（約一三％）に激減しています。このようにマンション全世帯を対象にした基地局撤去前後の健康調査は世界的にも珍しく、二〇一四年には、ドイツの学術誌で発表されました（Umwelt Medizin Gesellschaft 2014; 27（4）: 294-301）。

電磁波と健康影響の因果関係が証明されるまで何十年も待つのは賢明ではありません。過去の公害を踏まえて、政治的な判断で予防的な対策を早急に実施する必要があります。

3　日弁連が「電磁波問題に関する意見書」提出

二〇一〇年にシンポジウム「身の回りの電磁波とその問題」を開催した後、日本弁護士連合会（日弁連）は、翌一一年には日弁連公害対策・環境保全委員会の有志が欧州へ行き、電磁波対策を視察しました。そして二〇一二年九月、それまでの調査を元に具体的な電磁波対策を提言する「電磁波問題に関する意見書」を取りまとめ、政府に提出しました。

二〇一二年一二月には「電磁波問題シンポジウム〜予防原則と人権保障の観点から」を東京で開催し、政府に『電磁波問題に関する意見書』を提出した経緯や概要、各国の動向が報告されました。

人権保障の観点から対策を

意見書では、予防原則に基づいて幼稚園や保育園・小学校・病院のある地域では、他の地域より厳しい被曝基準を設けることや、携帯電話基地局を設置する際に住民への事前説明を行なった上で住民と協議するなどの手続き規制、基地局等の位置を知らせる情報公開制度、高圧送電線や携帯電話基地局周辺の住民を対象にした健康被害の調査、人権保障の観点から電磁波過敏症を発症した人のための対策も求めています。

意見書をまとめた高峰真弁護士は「総務省や経済産業省が、電磁波を利用・発生させる業界を所管しながら、一般人の被曝基準も管理するのは問題。独立した中立・公正な立場から安全対策を行なう必要がある」と発表し、福島原発事故になぞらえつつ、中立機関の必要性を訴えました。

海外では既に人権保障の観点にたって電磁波過敏症発症者のケアが行なわれています。「スウェーデンでも電磁波過敏症という病名は認められていないが、自治体には全ての人に適切な住宅を提供する義務があるので、電気配線にカバーをして電磁波を抑えるといった支援をしている自治体もある」

と中西良一弁護士は報告しています。スイスの有病率は約五%といわれていますが、病名認定はされていません。しかし「電磁波で発生する症状ごとに、さまざまな福祉を受けている」そうです。

また、スイスでは基地局を設置する前に、電磁波の強さを事業者が場所毎に計算して市役所に提出し、住民はそれを閲覧でき、異議があれば三〇日以内に市へ意義申し立てができます。その結果、「計算の誤りなどを理由に、業者に対して計画の変更が命じられて、計画が変更されることは珍しくないようだ」と中西さんはいいます。

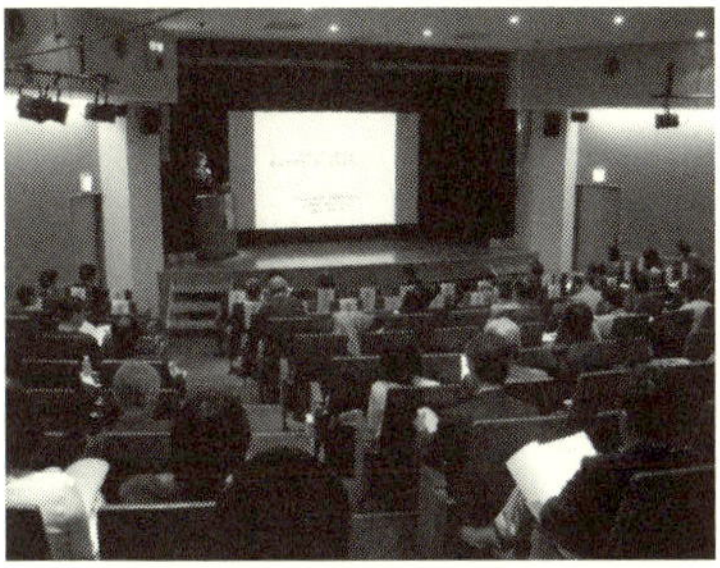

このシンポジウムで講演した坂部医師は、「実態調査が絶対に必要。それに基づいた診断基準があれば、医者の態度は180度変わる」、「現在の状況は十数年前の化学物質過敏症に関する議論と似ている」と指摘しました。

子どもたちを守る政治的判断が必要

海外と比べ、日本では電磁波過敏症という病気はほとんど知られていません。東海大学医学部の坂部貢教授は、「電磁波過敏症は明確な診断基準が確率されていないため、一般の医療機関では診断できない」と述べ、日本人向けの問診票を開発する動きがあることも紹介しました。

パネルディスカッションで、大阪経済大学の戸部真澄准教授は、「ドイツでは健康への影響が科学的に明らかな場合は『危険』と考えて未然防止に努め、危険かどうかわからない『リスク』については予防原則を適用する二段階の規制を行なっている」、「予防原則は政策的、政治的価値判断の問題。現在の科学的知見でも規制している国はあり、予防原則は正当な根拠だ」と発言しました。高峰弁護士は、「電磁波は危険が確立していないだけで、安全だともわかっていない。一〇年後に危険だったと分かった時に、子どもたちに責任がとれるのか」と訴えました。リスクが分かっている現時点で、予防原則に則った対策をするべきです。

コラム　病院でも電磁波対策が必要

三重大学医学部附属病院の臨床工学技士である松月正樹さんは、新設された病棟で無線ＬＡＮの測定を実施し、病室や食堂、廊下の端まで無線ＬＡＮの電波が届いていることを確認し、被曝量が比較的多い場所が、スポット的に存在することを、2013年6月、日本臨床環境医学会学術集会で発表しました。

この測定は人やモノなどの移動体がない状態での測定でしたが、今後は実際に無線が利用されている状況での測定を行なう予定です。「電磁波過敏症でも安心できる環境をつくる必要がある」と考えているそうです。

日本では、電磁波過敏症という言葉も、電磁波のリスクも十分に知られておらず、病院へ行っても誤診されたり、不適切な治療で症状が悪化することもあります。医療関係者が電磁波の問題に目を向けて下さるのは、大変ありがたいことです。このような測定を通じて、より安全な環境整備につながればと期待しています。

電磁波や化学物質のリスクを知り、適切に避けることは、患者だけでなく、医療者の健康維持にも役立つでしょう。過敏症でも必要な治療を受けられる日が来ることを願ってやみません。

第八章

企業利益より健康と子どもたちの未来を

～人権保護と予防対策を目指す海外の動き～

1　ＩＳＯ２６０００で電磁波を環境汚染因子と明記

二〇一〇年一一月、国際標準化機構（ＩＳＯ）は、企業を含めたあらゆる組織の社会的責任に関する指針「ＩＳＯ２６０００」を発行しました。このなかでは、環境汚染因子として電磁波も明記されています。品質保証に関わるＩＳＯ９００１や環境負荷の低減などを目指すＩＳＯ１４００１と違って、第三者認証を目的にした規格ではありません。しかし、電磁波による世界規模の環境汚染が進む現在、企業などの組織の社会的責任が国際規格として明記されたことは、非常に大きな意味を持っています。

社会的責任を果たすための原則

ＩＳＯ２６０００では、組織の活動によって社会や環境に与える影響に責任をとり、持続可能な社会に向けて貢献することが記され、このような社会的責任を果たすことで社会からの信頼を得るほか、トラブル防止やステークホルダー（組織と利害関係のある個人や団体を指し、地域住民も含まれる）との関係改善を目指す、としています。

社会的責任を果たすための原則として、組織の活動で発生する影響を外部に説明する説明責任や、組織内の意思決定や活動の透明性、倫理的な行動、ステークホルダーの利害の尊重、人権の尊重など、七項目が上げられています。

注目すべきは、組織の活動やサービスによって健康に悪影響を与える可能性のある環境汚染因子として、化学物質や騒音、悪臭と並んで、振動や電磁波、放射線が明記されたことです。具体的な対策としては、汚染源を特定すること、汚染を軽減すること、関連する健康リスクや汚染を減らすための対策について地域社会と一緒に取り組むことなども示されています。

予防原則と汚染者負担原則にも言及

しかも、尊重するべき環境原則として、予防的アプローチの採用や、組織の活動で発生した環境汚染の対策費用を負担する汚染者負担原則、発生した環境影響に責任を追う環境責任、企業活動によって発生するリスクや影響を評価し、回避・軽減する環境リスクマネージメントを明記しています。

「予防的アプローチ」とは、環境や人々の健康に取り返しがつかない被害が出る可能性がある場合に、十分な科学的根拠がないことを理由に対策を先送りすることを禁じた「予防原則」に基づいた対策です。地球温暖化防止のための二酸化炭素排出量の削減など、さまざまな問題でこの予防原則が採用されています。

日本では過去に、水俣病や四日市ぜんそくなどの公害被害が発生しています。しかし、残念なことに、今でも予防原則や予防的アプローチが軽視され、「危険性が完全に証明されるまでは安全」という間違った考え方が支配的です。

この十数年、携帯電話会社は、「携帯電話や基地局から発生している電磁波は国の基準値以下だから問題はない」と、裁判や基地局の説明会などで主張してきました。しかし、ＩＳＯ２６０００に電磁波という環境汚染因子が明記され、予防的アプローチの尊重や汚染者負担原則の採用が記されたことで、企業として電磁波という環境汚染因子にとり組むことが社会的な共通認識になれば、野放図な設置に歯止めがかけられるかもしれません。

電磁波による健康影響を指摘する研究はすでに多数あり、健康リスクが指摘されている以上、必然的に予防的アプローチをとることが求められます。環境汚染を減らすためにＩＳＯ２６０００とその精神を活かし、住民の人権と健康が守られる安全な環境づくりを目指したいものです。

2　電磁波の規制と対策を求める欧州の勧告

二〇一一年五月二七日、欧州評議会議員会議（ＰＡＣＥ）は、電磁波被曝の削減策をとるよう促す勧告「電磁場の潜在的な危険性と環境におけるそれらの影響」を採択しました（http://www.assembly.coe.int/ASP/NewsManager/EMB_NewsManagerView.asp?ID=6685&L=2）。

子どもへの対策強化

この提案は「とくに携帯電話からの無線周波数電磁波に対して、「脳腫瘍のリスクが最も高いといわれる子どもたちや若者の被曝」を減らすために「あらゆる合理的な対策をとること」を、加盟国政府に勧告しています。

欧州評議会（Council of Europe、略称ＣｏＥ）は、人権や法の支配などの分野で国際基準の策定を主導する国際機関として一九四九年に設立されました。EU加盟国のほか、ロシアやウクライナなど四七カ国が加盟し、日本、アメリカ、カナダなどの五カ国がオブザーバー国として参加しています。

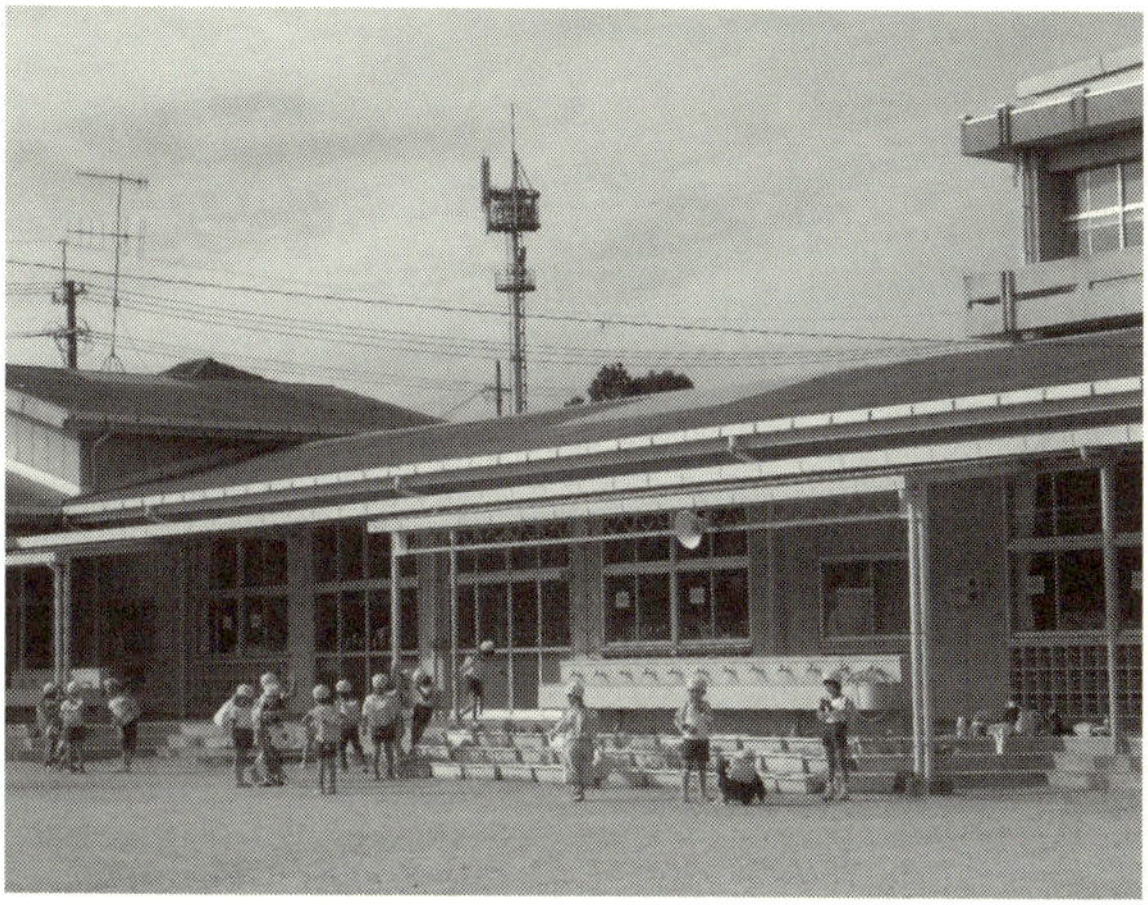

幼稚園周辺にも携帯電話基地局が建っています。電磁波の影響を受けやすい子どもたちを、このような環境に放置していいのでしょうか。

日本は、年四万五〇〇〇ユーロを任意で拠出し、各種会合への参加、CoEが作成した条約の締結・加入をしています。

議員会議（PACE）は加盟国の国会議員三一八人で構成され、CoEの意思決定機関である閣僚委員会に対策を求めたり、PACEとしての意見表明を行なうための決議をとるなどの活動をしています。

PACEのプレスリリースでは、政府は「とくに学校や教室の子どもたちのために、有線インターネット接続を優先し、学校の敷地内で生徒による携帯電話使用を厳しく規制する」こと、「子どもたち、ティーンエイジャー、生殖年齢の若者に対して」健康と環境に潜在的に有害な長期的な影響のリスクについて意識向上キャンペーンと情報提供を行なうべきだ、としています。

また、デジタル式コードレス電話など家庭内にある機器の潜在的な健康リスクについて情報を提供すること、有線式の機器や家庭内での固定電話の使用を政府が勧めるよう求めました。日本をはじめ各国は国際非電離放射線防護委員会（ＩＣＮＩＲＰ）のガイドラインに準拠した指針値を採用していますが、ＩＣＮＩＲＰガイドラインには「重大な限界がある」と批判して、これに基づいて定められた「現在の電磁場被曝基準の科学的根拠を再検討し、ＡＬＡＲＡ原則（合理的に可能な限り低くする）を適用するべきだ」とも指摘しています。

無線周波数電磁波の発ガンリスク

国際保健機関（ＷＨＯ）のなかに、カビや化学物質から放射線までさまざまな物質の発ガン性を分類する「国際がん研究機関（ＩＡＲＣ）」という組織があります。同年五月三一日、ＩＡＲＣは、携帯電話や無線ＬＡＮなどで使われる無線周波数電磁波を、「発ガン性の可能性がある」と認定しました(http://www.iarc.fr/en/media-centre/pr/2011/pdfs/pr208_E.pdf)。

無線周波数電磁場の危険性を評価するため、一四カ国三一人の科学者の作業部会が、フランスのリヨンで同年五月に会議を開きました。レーダーとマイクロ波への職業被曝、ラジオ、テレビ、無線電話通信の送信に関わる環境被曝、無線電話の使用に関わる個人的な被曝に関する科学的文献を評価しました。

二〇〇四年までに発表された携帯電話使用に関する過去の研究の中には、累積通話時間が一六四〇時間以上のグループで神経膠腫《しんけいこうしゅ》（グリオーマ、悪性脳腫瘍の一つ）のリスクが一・四倍高くなるとい

表9　IARCの分類

IARCは発ガン性を検証し、５段階に分類しています。

分類	要件	分類された主な物質
グループ１：ヒトに対して発ガン性がある	ヒトの発ガン性について、十分な科学的証拠がある場合	アスベスト、ヒ素、カドミウム、ベンゼン、エックス線、ガンマ線、中性子線、放射性ヨウ素、プルトニウム239、タバコ
グループ2A：ヒトに対しておそらく発ガン性がある	ヒトの発ガン性について科学的証拠が限られていて、動物実験では十分な証拠がある場合	クレオソート（防腐剤）、ジエチル硫酸塩、ディーゼル・エンジンの排気、紫外線A、B、C
グループ2B：ヒトに対して発ガン性の可能性がある	ヒトの発ガン性について科学的証拠が限られていて、動物実験でも十分な証拠が少ない場合	アセトアルデヒド、DDT、ジクロルボス、低周波磁場、無線周波数電磁波、コーヒー（膀胱ガンのみ）
グループ３：ヒトに対して発ガン性があると分類されない	ヒトに対しても、動物実験でも不十分な証拠しかない場合	静電場、静磁場、低周波電場、ジェット燃料、メラミン、水銀、パラチオン（有機リン系殺虫剤）
グループ４：ヒトに対しておそらく発ガン性がない	ヒトに対しても動物実験でも、発ガン性がないことを示す証拠がある場合	カプロラクタム

グループ2Bには、「漬け物」も含まれていて、「コーヒーや漬け物と同じレベルだ」とリスクを軽視する関係者もいますが、使用禁止になったDDT（殺虫剤）をはじめ、ジクロルボス（有機リン系殺虫剤）、パラジクロロベンゼン（衣類用防虫剤）なども2Bに分類されています。

う結果が出ました。これは毎日三〇分、一〇年以上使った場合に相当します。

ＩＡＲＣディレクターのクリストファー・ワイルドさんは、「長期間の、携帯電話のヘビーユーズについてさらに調査をすることが重要だ。そのような情報が入手できるまでの間、ハンズフリー装置やメールのように、被曝を減らすための実際的な対策をとる事が重要だ」と述べています。

3　今の被曝基準では健康と子どもを守れない

二〇一三年一月、電磁波問題について二つの重要な報告書が立て続けに発表されました。

一つは、世界的に著名な一一カ国の研究者二九人が執筆した電磁波問題の「バイオイニシアティブ報告書２０１２年増補版（以下、バイオ報告２０１２）」で、最初の報告書が出た二〇〇七年以降に発表された一八〇〇本以上の論文をレビューし、生体影響についてさらに詳しく述べています。

もう一つは欧州環境庁（ＥＥＡ）が発表した「早期警告からの遅すぎる教訓：科学、予防、革新」で、その一二年前に発表された「早期警告からの遅すぎる教訓：予防原則１８９６～２０００年」の続編にあたります。

「バイオ報告２００７」では、電磁波の生体影響を示した研究を検証し、現在の国際基準の数千分の一以下でも生体影響が発生することから、無線周波数電磁波（携帯電話、Ｗｉ-Ｆｉ、ＷｉＭＡＸ、テレビ、ラジオなど）については屋外で〇・一μW／㎠という値を勧告していました。しかし、最近の研究では無線周波数電磁波が〇・〇〇三μW／㎠でも生体影響が確認されていることから、勧告値を〇・

三〜〇・六nW／㎠（〇・〇〇〇三〜〇・〇〇〇六μW／㎠）へ引き下げました。

総務省の電波防護指針では、二GHz帯の無線周波数電磁波について六分間の平均値として一〇〇〇μW／㎠まで認められていますが、今回の勧告値はその〇・〇〇〇〇三〜〇・〇〇〇〇六％という非常に低いレベルです。宮崎県延岡市では、KDDI基地局稼働後、耳鳴りや肩こりなどの健康被害が多発し、周辺の住宅でKDDIによる測定でも四μW／㎠という値が報告されています。一審判決では住民に体調不良があることは認められたものの、基地局からの電磁波との因果関係は否定されましたが、このように非常に低いレベルでも生体影響が確認されている事実を踏まえ、規制値の見直しを行なうべきです。

バイオ報告2012では、成人の乳ガンや脳腫瘍、小児白血病などのほかにも、神経変成疾患、アルツハイマー病、筋萎縮性側索硬化症のリスクが増えることや、自閉症や発達障害との関連も指摘し、免疫反応の変化、流産、不妊、心臓血管系の影響、不眠症、記憶力や集中力などへの影響も指摘しています。

とくに子どもへの影響を懸念し、学校に無線LANを導入するのではなく、有線にすることや、携帯電話やWiFiなどから発生する電磁波の影響について妊婦を教育することにも言及しました。

日本だけでなく世界中で、学校の無線LANの導入が検討・実施されていますが、大人よりも環境汚染因子に敏感な子どもたちが、健康リスクが指摘されている電磁波に曝されている状況は早急に変える必要があります。

送信施設から発生する弱いレベルの無線周波数電磁波にマウスを被曝させると、五世代後に「取り返しのつかない不妊」が発生したという報告もあります。子どもたちを守るために、家庭や学校の無線を有線に変える、携帯電話や無線機能のついたゲーム機を与えない、など何らかの対策を取る必要があります。

4　電磁波に予防原則適用を求める欧州環境庁

欧州環境庁（ＥＥＡ）は、二〇一三年に発表した報告書『早期警告からの遅すぎる教訓：科学、予防、革新』のなかで、水俣病や原発事故を含む、これまでに起きた化学物質や重金属などによる環境汚染や健康被害の問題を検証し、予防原則を適用するための具体的な対策を提言しています。予防原則に則った対策をとると、技術革新が遅れて企業にとってマイナスになるという意見もありますが、予防的対策は「革新を抑制するのではなく、むしろ奨励するという証拠が増えている」と記しています。

日本の自動車産業が世界市場に通用するようになったのは、アメリカの排ガス規制がきっかけでした。長期的に見れば、健康被害による賠償金支払いや訴訟を避けることができるので、企業にとっても、その商品が流通する環境で暮らす人にとっても、プラスの効果が大きいといえます。

報告書の第二一章では、国際がん研究機関（ＩＡＲＣ）が無線周波数電磁波に「発ガン性の可能性がある」と発表した後も、対策が遅れている背景を説明しています。著者のレナート・ハーデル博士（スウェーデン、オレブロ大学病院）らは、一九九〇年代後半から携帯電話の使用と脳腫瘍の関連性について研究を重ねてきた、この分野の第一人者です。

BioInitiative 2012

A Rationale for Biologically-based Exposure Standards for Low-Intensity Electromagnetic Radiation

BioInitiative Working Group 2012

Jitendra Behari, PhD, India
Paulraj Rajamani, PhD, India
Carlo V. Bellieni, MD, Italy
Igor Belyaev, Dr.Sc., Slovak Republic
Carl F. Blackman, PhD, USA
Martin Blank, PhD, USA
Michael Carlberg, MSc, Sweden
David O Carpenter, MD, USA
Zoreh Davanipour, DVM, PhD USA
Adamantia F. Fragopoulou, PhD, Greece
David Gee, Denmark
Yuri Grigoriev, MD, Russia
Kjell Hansson Mild, PhD, Sweden
Lennart Hardell, MD, PhD, Sweden
Martha Herbert, PhD, MD, USA
Paul Héroux, PhD, Canada
Michael Kundi, PhD, Austria
Henry Lai, PhD, USA
Ying Li, PhD, Canada
Abraham R. Liboff, PhD, USA
Lukas H. Margaritis, PhD, Greece
Henrietta Nittby, MD, PhD, Sweden
Gerd Oberfeld, MD, Austria
Bertil R. Persson, PhD, MD, Sweden
Iole Pinto, PhD, Italy
Cindy Sage, MA, USA
Leif Salford, MD, PhD, Sweden
Eugene Sobel, PhD, USA
Amy Thomsen, MPH, MSPAS, USA

Cite this report as: BioInitiative Working Group, Cindy Sage and David O. Carpenter, Editors.
BioInitiative Report: A Rationale for a Biologically-based Public Exposure Standard for Electromagnetic Radiation at www.bioinitiative.org, December 31, 2012

バイオ報告はhttp://www.bioinitiative.org/で、EEA報告書はhttp://www.eea.europe.eu/publications/late-lessons-2で見られる。訳文（一部）はhttp://homepage3.nifty.com/vocemf/で公開。

ハーデル博士らの研究では、累積で二〇〇〇時間以上使用すると脳腫瘍のリスクが三・四倍高くなるといった、有害影響を示す結果が出ていました。とくに子どもは頭蓋骨が小さくて薄く、脳組織の電気伝導性が高いため、リスクは高くなります。二〇歳になる前に使用開始すると神経膠腫のリスクは三・一倍になりました（表10参照）。

発ガン性の評価を巡る混乱

ＩＡＲＣは二〇〇〇年から二〇〇四年にかけて、一三カ国、一六研究機関で、携帯電話と有害な影響の可能性を調査するインターフォン研究を実施し、二〇一一年に「無線周波数電磁波は発ガン性の可能性がある」と発表しました。しかし、個々の研究を見ると、脳腫瘍のリスク増加を認めるものも、そうでないものもありました。発ガン性を確認するには、一〇年以上の潜伏期間（最初の被曝から病気だと診断されるまでの期間）が必要とされるのに、インターフォン研究では一〇年以上の長期被曝の症例は一〇％以下だったことなど、研究方法の欠点が指摘されています。

さらに、調査に参加した研究者が自身の立場からマスコミに異なる発言をしたため、「リスクがある」、「ない」とする正反対の報道がされ、市民や政策決定者の混乱につながった、とハーデル博士らは分析しています。

ハーデル博士らは二〇一二年にイタリア最高裁判所が、長期間の携帯電話使用で脳腫瘍になった男性の訴えを認め、補償金支払いを命じた判決に触れ、「携帯電話通信の利便性は多数あるが、そのような利便性は、危害が広範囲に広まる可能性を考慮する必要がある」と述べ、被曝を減らすための

表10　携帯電話を初めて使った年齢が異なる集団での神経膠腫、髄膜腫、聴神経腫のオッズ比（OR）と信頼区間（CI）

	神経膠腫（1148人）OR,（CI）	髄膜腫（916人）OR,（CI）	聴神経腫（243人）OR,（CI）
携帯電話全体	**1.3（1.1～1.6）**	1.1（0.9～1.3）	**1.7（1.2～2.3）**
20歳未満	**3.1（1.4～6.7）**	1.9（0.6～5.6）	**5.0（1.5～16）**
20～49歳	**1.4（1.1～1.7）**	1.3（0.99～1.6）	**2.0（1.3～2.9）**
50歳以上	**1.3（1.01～1.6）**	1.0（0.8～1.3）	1.4（0.9～2.2）

20歳前に携帯電話を使い始めた集団は、神経膠腫と聴神経腫のリスクが高くなりました。太字は統計学的に有意であることを示す。20歳未満の使用で聴神経腫のリスクが5.0倍になっていますが、この症例は1例だけでした。
（出典：Late lessons from early warnings: science, precaution, innovation" 548ページ）

予防的行動をとるよう求めました。

予防的行動を求めるＥＥＡ

重大なリスクが報告されても、完璧な知見が無いことを理由に対策の実行を遅らせることがままありますが、ＥＥＡの検証ではリスクの可能性が指摘された八八例のうち、本当に「間違った警告」は四例だけでした。ＥＥＡは危害を避ける方向に政策を移すことは価値がある、と結論しています。

ＥＵは情報通信技術やナノテクノロジー、バイオテクノロジーの研究に資金提供をしていますが、製品開発に大きく偏り、危害の調査への資金提供はわずか一％であることも指摘し、同等の資金を分配することは将来起こりうる被害を回避し、「それらの技術の長期的経済的成功に役立つ」と示しました。

また、「早期警告」を行なう科学者が研究資金源の喪失、法的な脅しなどさまざまな嫌がらせを受けている現状にも言及し、このような科学者の保護も求めています。

5　健康を重視するフランスの電磁波対策

日本の総務省は、携帯電話基地局の位置情報を公開しないので、情報公開請求をしても住所が墨塗りで公開されますが、フランスでは、二〇〇三年一二月からフランス周波数局（ＡＮＦＲ）のホームページで、位置情報や測定値を公開し、いつでも誰でも見られるようにしています。

二〇一一年四月からは、「環境に対する国の責任に関する法律」によって、携帯電話を販売する際にＳＡＲ値（人体組織に吸収されるエネルギー量を示す値）を表示することが義務づけられています。消費者が、よりリスクの低い商品を選べるようにするためです。この法律では、一四歳以下の子どもを対象にした広告や、六歳以下の子どもへの販売も禁止しました。また、頭部への被曝を最小限にするハンズフリー装置がないと販売することができません。

科学的な証拠に基づいた勧告を発表

フランス食品環境労働衛生安全庁（ＡＮＳＥＳ）は、二〇〇三年以降、携帯電話を含む無線周波数電磁波の影響について報告書を発表しており、二〇一三年一〇月、最新の研究をレビューした「無線周波数と健康」を報告しました。

ヒトや動物を対象にした研究で、無線周波数電磁波への被曝で生物学的な影響が出たと報告する論文があることなどから、子どもや携帯電話のヘビーユーザーなど「もっとも傷つきやすい集団」の被曝を減らすこと、基地局から発生する電磁波の被曝を管理することなどを勧告しました。

成人のヘビーユーザーはSAR値の低い携帯電話を選ぶこと、子どもたちは携帯電話を過剰に使わないようにさせることを勧めています。また、携帯電話基地局などの通信インフラについては、周辺住民の被曝量を減らすための技術的な対策を研究することを求めています。

欧州連合（EU）は、国際非電離放射線防護委員会（ICNIRP）ガイドラインに従って一九九九年に被曝限度値を勧告しており（1999／519／EC）、フランスも同勧告に従って二〇〇二年に一般の人々の被曝限度値を法令で定めています。しかしANSES報告書は、この限度値を批判しました。デジタル式コードレス電話やタブレットPCなど、体の近くで使うことを想定した機器には、「携帯電話で既に行なわれているように、発生する被曝の最大レベルを表示すること」、「測定キャンペーンを通じて、屋内・屋外環境での人々の被曝を改善し続けること」などを勧告しています。

ANSESでは、二〇一一年、「無線周波数と健康」に関する問題を検討するため、専門家による恒久的な作業部会を立ち上げる一方、事業者や労働組合、科学者などの代表が参加する検討委員会も設立していますし、無線周波数電磁波の影響を調べる研究を募集し、総額二八〇万ユーロ（約三億六四〇〇万円）を拠出しています。

フランスで電磁波規制法可決

二〇一五年一月、フランスでは「電磁波への被曝に関する合理性、透明性、情報、協議に関する法律」が可決されました（http://www.assemblee-nationale.fr/14/ta/ta0468.asp）。

同法では、三歳以下の子どもが過ごす空間でのＷｉＦｉ使用を禁止し、小学校ではＷｉＦｉを授業での使用に限定し、使わない時は電源を切ることが定められました。宣伝広告にはハンズフリー機器の使用を勧めることが定められ、違反者には七万五〇〇〇ユーロ（約九九万八〇〇〇円）の罰金が科せられます。

携帯電話事業者は、基地局設置計画の申請を出す二カ月前に自治体へ概要を知らせ、要請があれば電磁場の計算値も提供すること、ＡＮＦＲは電磁場測定の結果を毎年報告し、電磁場が強い場所で削減策を示すことなどが求められています。また、政府は一年以内に電磁波過敏症に関する報告書を議会へ提出することになりました。

6　電磁波過敏症の人権保護を求める動き

欧州連合（ＥＵ）の諮問機関、欧州経済社会評議会（ＥＥＳＣ）の「輸送・エネルギー・インフラ・情報社会セクション」は、二〇一四年一一月、ＥＨＳ発症者の保護と人権保障、電磁波対策を検討する会議を開きました。

アイザック・ジャミソン博士は、電磁波過敏症と人権をテーマに発表し、ＥＵや国際非電離放射線防護委員会（ＩＣＮＩＲＰ）の規制の一万分の一や一〇〇〇万分の一という厳しい勧告値や法規制を導入している国や自治体が多数あることも示しました（一八二頁の図21参照）。

スペインの弁護士でＥＥＳＣ議員のベルナルド・Ｆ・バタラー議員は、会議の結果等を踏まえて

図20　ANSES報告書に掲載された家庭内の無線周波数電磁波発生源と測定値

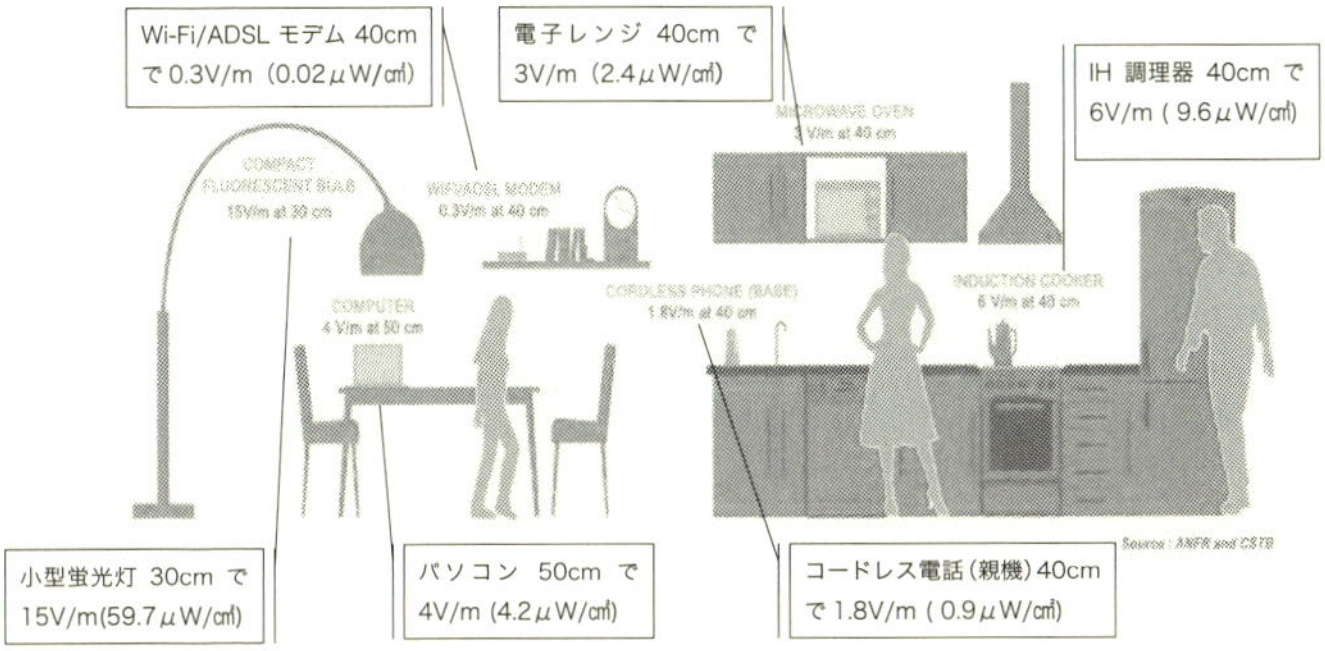

小型蛍光灯や電子レンジからも強い電場が発生していることがわかります。
出典：ANSES「無線周波数と健康」

二〇一四年一一月二八日に意見書草案を、二〇一五年一月一三日に最終的な意見書を提出し、携帯電話や基地局から発生する電磁波によって体調不良が発生し、働く権利や差別されない権利に影響を与えていることも記しました。その一方で、通信の自由や事業を行なう自由があることから、「これらの権利のバランスをとる必要」があると述べました。

「EHS患者は生活の質の深刻な悪化を経験している。いつも起きる身体症状だけでなく、被曝を避ける必要性によって、生活が全体的に崩壊するからだ」と発症者の窮状を伝え、「EUは現在の発症者を助けるだけでなく、将来増える発症者を抑制するために被曝を制限する対策をとるべきだとEESCは考える」と、発症者救済と予防対策をとるよう求めています。

また、主な発生源として携帯電話基地局やコードレス電話、Wi-Fiルーターをあげ、「電磁的汚染のない場所（ホワイトゾーン）で暮らすという目標に向かうため、職場や家庭での被曝を確認し最小限にする予防的行動をとることが重要だ」と、予防原則に基づいた対応を求めました。

具体的には、一四歳以下の子どもへの携帯電話の広告の禁止や、無線機器の使用の制限、職場でのリスク管理、電磁的汚染の無い公共空間（医療機関や病院、図書館、職場など）や住宅を「ホワイトゾーン」にすることなどを含んでいます。

業界団体の圧力で廃案に

しかし、二〇一五年一月五日、イギリスのEESC議員、リチャード・アダムスさんは、電磁波過敏症と電磁波の関連性は科学的に認められていないと反論し、現状の規制で十分だとする修正案を提出しました。バタラー議員が盛り込んだ予防的対策は必要ない、という主張です。

アダムス議員は修正案提出の理由として、現在の基準値で十分に健康を守れること、電磁波過敏症を訴える人に基本的人権の侵害は起きていないことを述べています。

実はアダムス議員は、無線通信を利用したスマートメーターの導入を促進する団体に席を置き、ヨーロッパで五指に入る電力・ガス会社RWE・AGにアドバイスするステークホルダー委員会のメンバーでもあります。電力・ガス会社であるRWE・AGもスマートメーターを利用しています。

アダムス議員の修正案に賛同し、署名した議員一七名も業界団体と繋がりのある人たちでした。

市民団体と研究者の反論

アダムス議員が反対意見を表明した後、イギリスの市民団体「ラディエーション・リサーチ・トラスト」などは、アダムス議員は通信業界と利害関係があるとＥＥＳＣに伝え、この問題を扱うのにふさわしくないと訴えました。また、イギリスやロシアなど各国の医師や研究者も、電磁波過敏症と電磁波との関連性を示す科学的証拠は十分にあるとＥＥＳＣに報告しました。

しかし、同年一月二一日のＥＥＳＣ本会議で、アダムス議員の修正案は賛成一三六票、反対一一〇票の僅差で可決され、バタラー議員の草案は廃案になることがきまりました。この結果は、関係者に大きな衝撃を与えました。

ラディエーション・リサーチ・トラストの創設者で、電磁波過敏症であるエイリーン・オコナーさんは、「社会で最も傷つきやすい人々を守るための闘いにおける、民主主義の悲しみの日として、今日は歴史に記憶されるだろう。しかし、私たちの闘いはまだ始まったばかりだ。私たちの声はますます大きくなっている」とコメントを発表しています。

ラディエーション・リサーチ・トラストのスーザン・フォスターさんは、二月四日、アダムス議員に公開書簡を送りました。

「アダムスさん、私はクモが怖いし、夕暮れに犬と散歩をしている時に山犬が鳴くのも怖い。炎に囲まれるのも、高いところも、それから他にも怖いことが少しありますが、どれ一つとして、耳鳴りや頭痛、顔面麻痺、思考力低下、不眠を起こしません。けれどもデータをダウンロードする携帯電話や基地局、ＷｉＦｉ、スマートメーターの近くにいる時、これらの症状を全て経験します」と書き、「発症者は働きに行きたくないとか、学校へ行きたくないとあなたは思っているのですか？」「発症者は買い物やレストラン、映画館へ行きたくないだけだと、あなたは思っているのですか？」と尋ねて

図21　無線周波数電磁波の法的規制と拘束力の無い勧告値（μW／㎠）

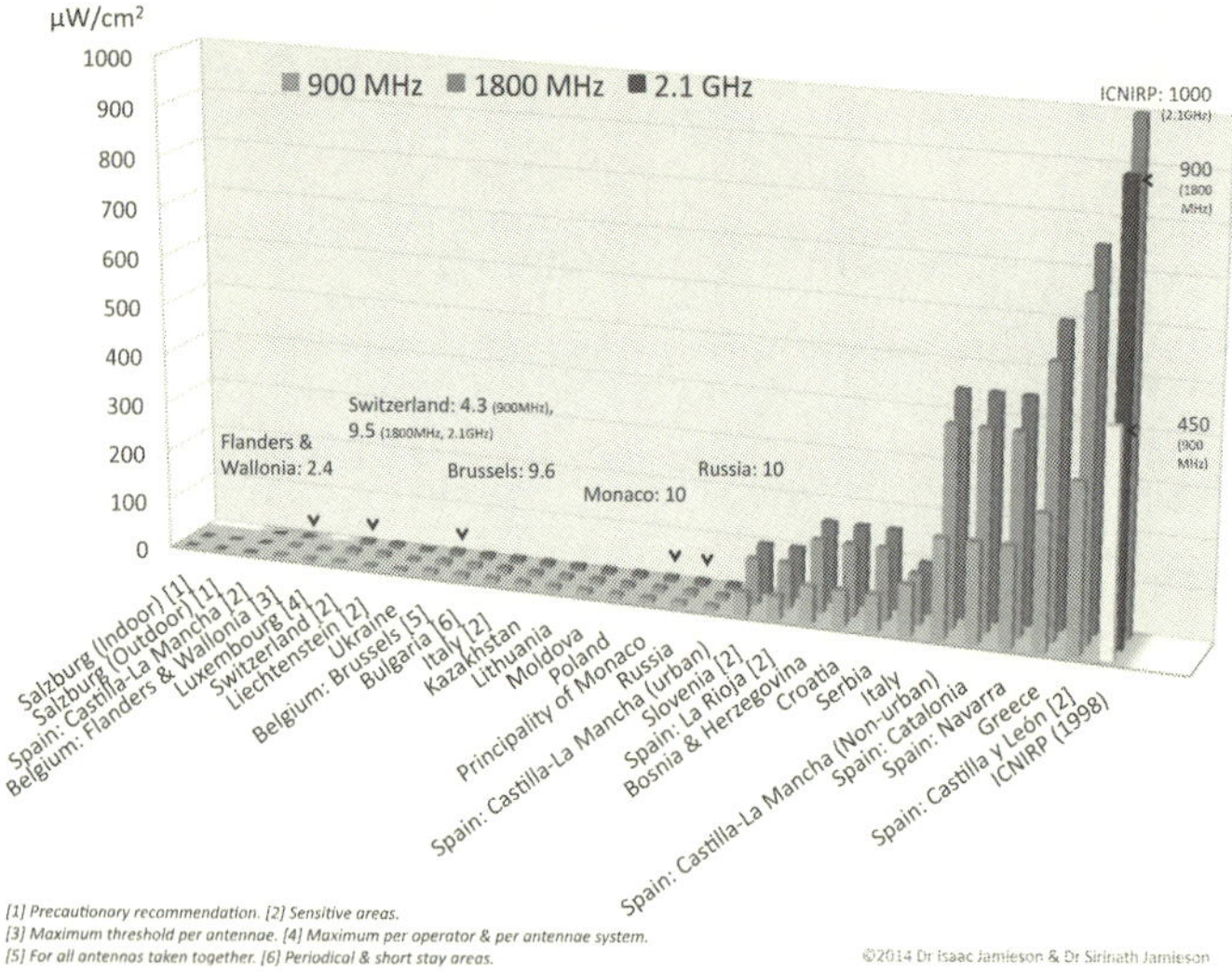

出典："Electromagnetic hypersensitivity & human rights, Commentary to the European Economic and social Committee"

います。

今回のＥＥＳＣの決議は残念な結果でしたが、これで終わったわけではありません。電磁波過敏症の問題は既に無視できない段階に来ています。ＥＵレベルでの規制を巡って再び議論される機会が巡って来るでしょう。

ＥＵの決定が日本政府に直接、影響を与えることはないでしょうが、予防原則に則った対策が主流になれば、無視できなくなるはずです。各国の情報を集め、連携しながら、一日も早く発症者の基本的人権が守られる日が来るよう、発症者自身が声を上げていく必要があります。

コラム　公共空間の被曝対策を

世界保健機関（ＷＨＯ）の下部機関である国際がん研究機関（ＩＡＲＣ）は、2011年5月に無線周波数電磁波を「発ガン性の可能性がある」と認めました。この周波数帯には携帯電話や基地局、無線ＬＡＮ、テレビ・ラジオ波などが含まれますが、各国の対応は携帯電話の使用方法を助言するなどの消極的な注意勧告に留まっています。

例えばカナダ保健省は、2011年10月、携帯電話使用者に向けて通話時間を減らすこと、通話よりメールを選ぶこと、ハンズフリー装置を使うことを勧める文書を発行しましたが、基地局からの電磁波については「予防策は不要」としました。

しかし、トロント大学（カナダ）のマグダ・ハヴァス博士は、この勧告では健康を守れないと考え、包括的な対策をとるよう同省に求めました。具体的には、学校・家庭・職場でのインターネット接続を有線にすること、建物の屋上などに基地局を設置する事業者に電磁波が屋内へ侵入しないよう保証を求めること、喫煙禁止場所のように無線の無い空間を公共空間や交通機関に設けることなどです。このような対策が実施されれば、被曝量の削減に役立つでしょう。

〈著者略歴〉

加藤やすこ（かとう　やすこ）

1966年北海道生まれ。環境ジャーナリスト。化学物質過敏症、電磁波過敏症発症後は、これらの環境病をテーマに執筆。訳書にザミール・P・シャリタ博士著『電磁波汚染と健康』、著書に『電磁波過敏症を治すには』、『電磁波・化学物質過敏症対策（増補改訂版）』、『危ないオール電化住宅（増補改訂版）』、『ユビキタス社会と電磁波』（いずれも緑風出版）、『電磁波から家族を守る』（企業組合建築ジャーナル）。共著に『本当に怖い電磁波の話　身を守るにはどうする？』（金曜日）など。電磁波過敏症の研究の第一人者、オーレ・ヨハンソン博士（カロリンスカ研究所、スウェーデン）との共著論文も発表。電磁波過敏症の患者会『いのち環境ネットワーク（http://homepage3.nifty.com/vocemf/、旧・VOC-電磁波対策研究会）』代表。同会サイトでは海外の文献の訳文なども紹介し、ダウンロードできる。

電磁波《でんじは》による健康被害《けんこうひがい》

2015年7月10日　初版第1刷発行　　定価1700円＋税

著　者　加藤やすこ ©
発行者　高須次郎
発行所　緑風出版

〒113-0033　東京都文京区本郷2-17-5　ツイン壱岐坂
〔電話〕03-3812-9420　〔FAX〕03-3812-7262　〔郵便振替〕00100-9-30776
[E-mail] info@ryokufu.com
[URL] http://www.ryokufu.com/

装　幀　斎藤あかね
制　作　R 企 画　　印　刷　中央精版印刷・巣鴨美術印刷
製　本　中央精版印刷　　用　紙　大宝紙業・中央精版印刷　E1200

ISBN978-4-8461-1510-4　C0036

◎緑風出版の本

■全国どの書店でもご購入いただけます。
■店頭にない場合は、なるべく書店を通じてご注文ください。
■表示価格には消費税が加算されます。

プロブレムQ＆A
電磁波・化学物質過敏症対策［増補改訂版］
［克服するためのアドバイス］
加藤やすこ著／出村　守監修

A5変並製
一八八頁
1700円

近年、携帯電話や家電製品からの電磁波や、防虫剤・建材などからの化学物質の汚染によって電磁波過敏症や化学物質過敏症などの新しい病が急増している。本書は、そのメカニズムと対処法を、医者の監修のもと分かり易く解説。

プロブレムQ＆A
危ないオール電化住宅［増補改訂版］
［健康影響と環境性を考える］
加藤やすこ著

A5変並製
一五二頁
1500円

オール電化住宅は本当に快適で、環境にもやさしく、経済的なのか？　本書は、各機器を具体的に調査し、健康被害の実態を明らかにすると共に、危険性と対処法を伝授する。地デジ問題、原発関連など、最新情報を加えた増補改訂版！

電磁波過敏症を治すには
加藤やすこ著

四六判並製
二〇八頁
1700円

携帯電話や無線通信技術の発展と普及により、環境中を電磁波が飛び交い、電磁波過敏症の患者が世界的に急増しているが、その認知度は低い。本書は、どうすれば電磁波過敏症を治すことができるかを体験談も含め、具体的に提案。

プロブレムQ＆A
ユビキタス社会と電磁波
［地デジ・ケータイ・無線LANのリスク］
加藤やすこ著

A5判変並製
一九六頁
1800円

地上デジタル放送開始で、何が変わるのか？　ユビキタス社会とはどんな社会か？　機器・施設ごとの問題点を分析、海外の情報や疫学調査も取り上げ、電磁波が我々の健康に及ぼす影響を検証する。近未来社会を考えるための読本。

電磁波汚染と健康【増補改訂版】

ザミール・Ｐ・シャリタ著／荻野晃也・出村守・山手智夫監修／加藤やすこ訳

四六判上製
三九四頁
２８００円

電磁波汚染は、ガンの他、様々な病気や電磁波過敏症という新たな病気も生み出した。本書は、体を蝕む電磁波汚染を取り上げ、そのメカニズムを解説し、環境汚染の中で暮らしていくためのアドバイスを、具体的に提案。二〇一四年改訂。

携帯電話でガンになる⁉

国際がん研究機関評価の分析

電磁波問題市民研究会編著

四六判上製
二四〇頁
２０００円

ＷＨＯの研究機関であるＩＡＲＣ（国際がん研究機関）が、携帯電話電磁波を含む高周波電磁波（場）をヒトへの発がんリスクの可能性あり、と発表した。本書は、評価の内容と意味を分析し、携帯電話電磁波問題の対処法を提起。

電磁波の何が問題か

［どうする基地局・携帯電話・変電所・過敏症］

大久保貞利著

四六判並製
二二四頁
２０００円

基地局（携帯電話中継基地局、アンテナ）、携帯電話、変電所、電磁波過敏症、ＩＨ調理器、リニアモーターカー、無線ＬＡＮ、等々の問題を、徹底的に明らかにする。また、電磁波問題における市民運動のノウハウ、必勝法も解説する。

誰でもわかる電磁波問題

大久保貞利著

四六判並製
二四〇頁
１９００円

政府や電力会社などがいくら安全と言っても、発がんや脳腫瘍など電磁波の危険性が社会問題化している。本書は、電磁波問題のＡＢＣから携帯タワー・高圧送電線反対の各地の住民運動、脳腫瘍から電磁波過敏症まで、易しく解説。

暮らしの中の電磁波測定

電磁波問題市民研究会編

四六判並製
二二四頁
１６００円

デジタル家電、ＩＨ調理器、電子レンジ、携帯電話、地デジ、パソコン……そして林立する電波塔。私たちが日々浴びている、日常生活の中の様々な機器の電磁波を最新の測定器で実際に測定し、その影響と対策を検討する。

危ないリニア新幹線

リニア・市民ネット編著

四六判上製
三〇四頁
2400円

JR東海によるリニア中央新幹線計画は、リニア特有の電磁波の健康影響問題や、中央構造線のトンネル貫通の危険性、地震の時の安全対策など問題が山積だ。本書は、問題点を、専門家が詳しく分析し、リニア中央新幹線の必要性を考える。

隠された携帯基地局公害

九州携帯電話中継塔裁判の記録

九州中継塔裁判の記録編集委員会著

四六判並製
三〇四頁
2200円

全国至る所に中継塔の設置が相次いでいる中、九州各地で、携帯電話中継塔の撤去を求めて8つの裁判が提起された。その経過と特徴並びにその到達点と今後の課題を、裁判を担当した弁護士らが報告。また当事者の思いをまとめた書である。

電磁波過敏症

大久保貞利著

四六判並製
二一六頁
1700円

世界で最も権威のある電磁波過敏症治療施設、米国のダラス環境医学センターを訪問し、過敏症患者に接した体験をもとに、電磁波過敏症について、やさしく、丁寧に解説。誰もがかかる可能性のある過敏症を知る上で、貴重な本だ。

プロブレムQ&Aシリーズ

危ない携帯電話［増補改訂版］

［それでもあなたは使うの？］

荻野晃也著

A5判変並製
二三二頁
1900円

携帯電話が爆発的に普及している。しかし、携帯電話の高周波の電磁場は電子レンジに頭を突っ込んでいるほど強いもので、脳腫瘍の危険が極めて高い。本書は、政府や電話会社が否定し続けている携帯電話と電波塔の危険を解説。

健康を脅かす電磁波

荻野晃也著

四六判並製
二七六頁
1800円

電磁波による影響には、白血病・脳腫瘍・乳ガン・肺ガン・アルツハイマー病が報告されています。にもかかわらず日本ほど電磁波が問題視されていない国はありません。本書は、健康を脅かす電磁波問題を、その第一人者がやさしく解説。